특발성 척추측만증:
탄력밴드를 활용하는 보존적 치료

Rovatti 방법의 이론과 임상매뉴얼

Emanuele Rovatti - Marco Rovatti

특발성 척추측만증:

탄력밴드를 활용하는 보존적 치료

Rovatti 방법의 이론과 임상매뉴얼

IDIOPATHIC SCOLIOSIS: CONSERVATIVE TREATMENT with ELASTIC BANDS

Theoretical-practical Manual of the Rovatti Method®

영 문 출 판 사

■ 감수

이주강

대한카이로프랙틱학회 회장

■ 역자

안상용 편안한움직임교정센터 대표
한용한 더원운동과학센터 메디컬 트레이너 실장
이재훈 조인트힐병원 재활치료 센터장
문준호 나우스포츠센터 운동 전문가

Idiopathic Scoliosis: Conservative Treatment with Elastic Bands
Theoretical-practical manual of the Rovatti Method®
by Emanuele Rovatti-Marco Rovatti

특발성 척추측만증:

탄력밴드를 활용하는 보존적 치료

2017년 4월 10일 초판인쇄
2017년 4월 17일 초판발행

지은이 : Emanuele Rovatti–Marco Rovatti
감 수 : 이 주 강
발행인 : 박 병 조
발행처 : 도서출판 영문출판사
등 록 : 1987년 12월 21일 제2–419호
주 소 : 서울시 강남구 삼성동 69–1
전 화 : (02) 514–5590, 776–5590
팩 스 : (02) 756–8943
E–mail : yeongmunsa@empal.com
홈페이지 : www.ymsbook.net
정 가 : 25,000 원
ISBN 978–89–7224–410–3 93510

※ 파본은 교환해 드립니다.

추천사 / Presentation

Emanuele Rovatti로부터 이 교본의 초안을 받고 읽어본 후, 난 갑자기 여러 상황들 그리고 임상경험들과 함께 지난 25여 년 간 우리들의 흥미분야였던 척추질환과 형태이상증에 관해 우리가 함께 했던 긴 여정의 무대를 회상하게 되었다.

정형외과 전문의(80년대 초 나는 전설적인 Paolo Sibilla 교수님의 도움과 함께 Giuseppe Antonio Frassi 교수님이 관리하였던 Gaetano Pini 대학 척추측만증 부서를 자주 방문하였다), 재활의학 전문의로서 콜세트, 보조기, 코드렐 배드와 같은 일반적 정형외과적인 접근법을 뛰어넘는 척추측만증 치료 개발에 성공할 수 있었던 것은 Emanuele Rovatti의 도움을 통해 가능했다.

나의 평가법 및 형태이상증에 대한 치료 방법들은 그의 개인적 운동 프로그램의 "환자는 자신들의 의사" 라고 하는 생각, 자신의 신체 이미지에 대한 의식, 척추측만증 증세 의미와 자신의 자세를 스스로 회복시킬 수 있도록 환자를 허락하는 Emanuele Rovatti의 운동학적 경험을 도움삼아 많이 발전되었다.

결국, 스스로 회복시킴: 이것은 환자로 하여금 골격 성숙이 안정되도록 허락하는 성장과정에서 자신의 잠재력의 이점을 허락하는 학습과정이다.

이 교본은 오랜 임상과 환자관찰을 내용으로 만들어졌다. 지금도 새로운 기법과 기술적 방법을 개발하고 사용하기 위해 노력하는 Emanuele Rovatti의 열정을 볼 수 있다. 그의 열정과 노력은 자신의 아들인 Marco에게도 영향을 주었다. 그의 아들은 집중적이고 섬세하며 배우기를 갈망하는 질문과 아이디어로서 우리를 자극한다. 그는 젊은이의 열정과 능력으로 그리고 젊은 환자와 노령 환자들을 이해하고 소통하기를 갈망하는 것을 보면서 가까운 미래에 모든 것을 더욱 발전시킬 수 있을 것이라고 믿는다.

많은 노력을 함께 하였고 또한 가족들과 함께 많은 경험들을 서로 나누었던 친구에게 경의를 표한다.

Antonio Giandomenico

정형외과 전문의 그리고 재활의학과 전문의
Ospedale di Circolo di Melegnano (MI)

감사의 글

나의 모든 것인 가족에게 감사드립니다. 조언자이자 아내인 Grazia, 나의 아들 Marco 그리고 나의 딸 Francesca 그리고 공동저자와 나의 모든 동료들에게 감사드립니다.

특히 재활과 전문의이며 정형외과 전문이신 그리고 나의 친구 Dr. Antonio Giandomenic에게 그리고 1989년부터 많은 환자들을 치료하면서 축척된 경험으로 얻어진 치료법을 개발할 수 있도록 기회를 주신 그리고 함께 노력한 정형외과 전문의 Dr. Paolo Vigano와 나의 치료팀들에게 감사드립니다.

또한 여기에서 소개된 치료법이 임상에 적용될 수 있도록 우리들에게 협조한 모든 환자들에게 특히 감사드립니다.

이 책에서 모델 역할을 담당한 Lucrezia 그리고 Deisre에게도 감사드리며, 이 교본의 마지막 편집을 위해 수고해주신 Federica Delucchi에게 감사드립니다.

마지막으로, 출판을 도와주고 나를 믿고 따라준 Edi. Ermes의 Raffaele Grandi에게 감사드립니다.

Emanuele Ravotti

서문 / Preface

나는 자세교정 운동과 직접 운영하는 운동센터에서 실행되는 특정한 운동 프로그램에서 얻은 경험들을 통해 "척추측만증"을 치료해야 한다는 필요성을 느꼈다. 이 분야에 대한 질환을 이해할 수 있도록 노력해주셨던 정형외과 전문의이며 "훌륭한 마스터"이신 Paolo Sibillla 교수님께 나의 환자들을 의뢰하였다. 여러 차례 미팅을 가진 후, 그는 학생들과 함께 방문하고 학습했었던 시기를 "Rovatti의 날"이라고 하셨다.

매우 길고 힘들었던 날들을 기억한다. 이런 날들은 새벽 2시까지 학습이 진행되곤 했다. 이러한 만남을 통해 나는 다양한 방법들과 환자에 접근법들 그리고 관련된 문제점들에 관해 가능한 많은 것들을 배우기 위해 노력했다. 그는 측만증 만곡의 3차원성을 연구하였고 그 내용들과 결과들 그리고 자신의 생각 또한 Lyon 운동법을 우리들과 공유하였던 그리고 우리들의 동료인 Rene Perdriolle과 함께 하였다. 이 모든 것들은 나의 학문적 성장에 많은 도움을 주었다.

오랜 시간동안의 학습과정에서 Sibilla 교수님은 가벼운 척추측만증 그리고 특발성 척추측만증에 대해 나를 이끌어주었다. 70년도 후반, 지금은 넓게 알려져 있지만 그 시대엔 알지 못했던 "자세(posture)", "인식(awareness)", "인체기획(body scheme)" 그리고 " 균형의 중심(center of balance)" 과 같은 개념에 대해 설명하였다. 그는 척추측만증이 생체역학적으로 간단하게 판단할 수 없다는 점을 이미 분명하게 이해하고 있었으며 환자 전체를 평가하는 추가적인 개념인 전신적인 개념을 요구한다는 사실을 깨달았다. 나는 그가 척추측만증을 위한 전기자극과 어떻게 치료하는가에 대해 그의 주장을 따랐다. 나에게 그는 배움의 터전이었으며 이 질환에 관한 나의 흥미를 일으켜주었다. 이 모든 것들은 측만증 환자에게 어떻게 접근하고 치료해야 하는가에 대한 통찰력을 주었다.

이 교재는 40여 년간의 전문적 활동으로 축척된 정보를 담고 있다. 특정한 치료법 적용을 통한 실용적인 도움을 준다. 근래, 나의 전문적 활동은 아들인 Marco에 의해 전해졌으며, 그는 척추측만증의 특수한 운동치료학적 부분을 개발하기 노력하였고 우리 환자들을 위해 처방된 운동법들을 확인하고 개선하고 끊임없이 발전시키고 있다.

등록된 이 치료 운동법은 이제 Rovatti 이름을 담고 있으며 척추측만증을 치료하는 다양한 전문가들에 의해 적용될 수 있다. Rovatti Method이 더욱 넓게 알려지고 가능한 많은 사람들에게 전해지는 것이 나의 소원이다.

그리고 이 책에서 소개하는 탄력밴드를 사용하는 보수적인 접근 치료법이 뿌리 내리기를 바란다.

Emanuele Rovatti

저자 소개 / Biography

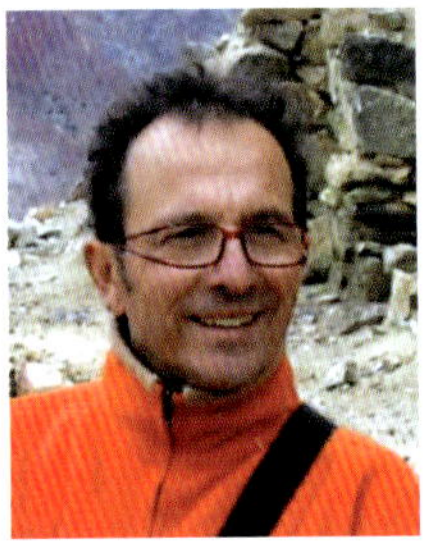

Emaunele Rovatti는 1949년 4월 17일 이탈리아 Modena 주에 있는 Cavezzo에서 태어났다.

1973년 Università degli Studi di Milano에서 ISEF 과정을 수료하였다. 1970-1990 동안 그는 밀라노에서 중고등학교 체육학 선생을 지냈다. 2001년과 2002년 그는 Università di Chieti 의과대학에서 운동학 그리고 재활운동학 과정을 수료하였다. 그리고 2003년 동일한 대학에서 운동신경과학 과정을 수료하였다.

1978-1994년간 그는 이탈리아 Light Athletic 연합단체의 Lombardy 지방을 위해 지역 기술보를 역임했다.

1986-2006년간 Inzago(Milan)에 있는 Erre 의학-운동학센터에서 의학적운동과 기능회복 부서의 실장을 역임했다. 그리고 1989-2008년간 그는 Melzo(Milan) 시의 "MEDI Care Center" 운동학 그리고 물리치료 부서의 기술감독을 역임했으며 1994-2008년 동안에는 의학부서의 사업부장을 역임하기도 했다. 2008년부터 그는 Melzo 그리고 Cassano d'Adda에서 Rovatti Plan 센터를 관리하였다. Emanuele Rovatti는 Milano 지역 학교에서 청소년 특발성 척추측만증 환자를 위한 트레이너를 역임하고 있다. 그는 또한 작업환경에서 안전 트레이닝을 위한 "하중과 자세에서의 적절한 움직임"과 "컴퓨터 모니터를 보면서 작업할 때 골격적 문제"를 지적하는 지도자 역할을 담당하고 있다.

그는 전문 임상운동학자 자격증을 소지하며 보험회사와 법률회사를 위한 운동학 그리고 인간공학 전문가로서 자격을 소지하고 있다. 그리고 운동과학과 물리치료 분야에서 석사과정 학생들을 위한 트레이너 역할을 담당하고 있다.

그는 또한 National Kinesiologist's Union, Italian Ergonomics Society, Scoliosis Study Group, Italian Medical Exercise Company, Groupe Européen Kinésithérapique Travail Scoliose(GEKTS) 그리고 Tuscany College of Expert and Consultants와 같은 전문 단체들과 관계하고 있다.

그는 전문가로서 활동시작 시기부터 교정 기계체조 분야에 헌신하여 왔다. 그는 Sergio Pivetta 교수 제자였으며 그로부터 운동학적 그리고 생체역학적 지식을 통한 운동법을 학습하였다. 그리고 운동학적 척추측만증 치료에 관심을 집중하였다.

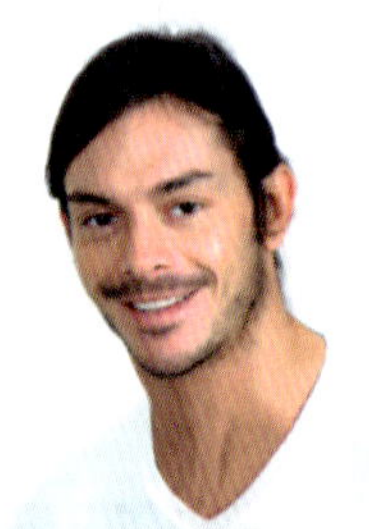

Marco Rovatti는 1982년 1월 7일 Melzo(Milan)에서 태어났다. 2007년 10월 Milan 대학에서 스포츠와 운동과학 분야에서 학위를 수여했다. 그 후 그는 마시치 치료 과정을 수료했다. 그는 전문 트레이닝으로 활동하면서 아버지 전공분야를 학습하였다. 그리고 Rovatti Plan®에서 활동하면서 자연스럽게 척추 질환에 대한 흥미를 갖게 되었다. 그리고 그 과정에서 여러 유명 운동선수들을 위한 예방적 그리고 재활 치료 목적을 위한 운동치료를 하는 기회를 가졌다.

그는 또한 ART®(active release technique®) 교육에서 상지, 하지, 척추, 신경 포착증, 능동적 촉진에 대한 매스터 과정을 수료하였다. 또한 FMS(functional movement system), SFMA(selective functional movement assessment), TPI(titleist performance institute), OTZ('one to zero'-건강교육 시스템), 그리고 SRM(stress relief method) 수료했다. 그는 Rovatti Plan® 센터에서 물리치료부 부서장을 담당하고 있다.

그는 자주 SOMA(osteopath institute of Milan)을 방문한다.

나에게 길을 밝혀준 Paolo Sibilla 에게

항상 나를 지지해주고 따라주었던
내 부인 Grazia 그리고 가족들에게

Niccolò, Jacopo, Enea, Andrea, Mathias 그리고 Emma,
내 딸 Francesca의 아이들, 사랑하는 손자들에게.
이들이 잘 성장하고 이제까지의
나의 전무적 활동이 열정적으로 이어지기를 바란다.

감수

"척추가 건강해야 한다!" 어렸을 때부터 부모님으로부터 듣고 자라왔다.

척추는 체중을 지탱해주는 기둥이며 움직임을 가능하게 하는 특수한 기능을 동시에 갖고 있다. 뿐만 아니라 생명유지와 건강유지를 위한 신경학적 정보가 끊임없이 통과하는 신경정보의 고속도로이기 때문이다. 체중지지와 움직임이라고 하는 상충되는 척추의 2기능은 외상에 쉽게 노출될 수밖에 없으며 그리고 섬세하게 작용하는 신경정보 통로를 담고 있는 척추는 신경-근-골격계 질환뿐만 아니라, 다양한 질환을 유발시킬 수 있기 때문이다.

척추가 정상적인 만곡을 유지하지 못하고 다양한 형태로 변화된 현상을 "척추측만증(scoliosis)"이라고 한다. 특히 이 책에서 주로 다루고 있는 "특발성 척추측만증(idopathic scolisos)"은 오늘날 발전된 의학에서도 치료하기가 매우 어려운 척추질환이며 국내에서도 발병율이 높아지고 있는 현실이다.

척추의 특수한 해부 생리적 기능에 대한 이해가 부족한 외과적 접근은 수술 후 발생할 수 있는 다양한 문제점들을 안고 있어 이 분야의 전문가들 사이에서도 논쟁이 끊이지 않고 있으며, 외과적 접근은 측만증으로 인한 심폐기능 장애가 관찰되는 사례로 제한되어야 한다고 주장되어 지고 있다. 여기에서 Rovatti Method에 대한 번역 작업은 KCI, 대한카이로프랙틱학회에 또 하나의 자랑거리이다.

이 책의 저자 Emanuele Rovatti는 체육전문가로서 재활운동학 과정을 수료한 전문 운동치료사다.

척추 측만증 지식을 겸비한 그의 치료능력과 운동치료사로서의 열정과 노력은 수많은 척추측만증 환자에게 희망을 주었고 또한 통증 없는 삶과 함께 자신 몸에 대한 자신감을 함께 선물하였다. 그리고 독선적인 척추전문 외과의들에겐 새로운 임상적 견해를 갖게 했다. 성공적인 치료계획을 세우기 위한 그의 섬세한 측만증 유형분석, 자세분석 그리고 고유수용체 기능에 대한 그의 철학적 깊이.... 뿐만 아니라, 환자에 대한 심리적 접근은 이 책의 매력을 더욱 깊게 한다.

이번 번역작업을 주도한 KCI 번역위원인 안상용, 이재훈, 한용환, 문준호님께 수고함을 표한다. 이들은 KCI 학회 전교육 과정을 수료하였으며, Schroth 운동법을 포함하는 여러 척추 운동치료법을 수료한 열정적인 치료사이다. 그리고 현 임상생활을 통해 얻어진 know how를 전하기 위해 KCI Scoliosis 교육 프로그램을 맡고 있다. 특발성 척추측만증의 성공적인 치료를 위해서는 이 질환에 대한 바른 이해와 인내 그리고 치료사의 열정과 함께 환자와의 개별적 연대감이 요구된다.

이 책의 저자 Emanuele Rovatti는 임상을 통해 얻어진 자신의 귀한 지식을 이 책을 통해 여러분들과 나누려 한다. 그리고 KCI 번역위원님들은 충실하고 멋지게 작업을 해주셨다. 이 책을 통해 국내 임상가들 역시 자신들의 환자에게 희망과 기쁨을 줄 수 있는 지식을 찾기를 바란다.

이주강, DC
대한카이로프랙틱학회 회장

목차

I 단원
척추측만증: 자세 검사에서 보전적 치료까지

2 단원

탄력밴드를 이용한 치료: 특별한 작업 프로그램

소개 / Introduction

이 책에서 나의 의도는 척추측만증 질환에 관련된 치료의 몇 가지 문제점을 지적하려하는 것이다. 측만증에 대한 정보는 풍부하기 때문에 여기에서 직접적으로 다루지 않겠다. 이 분야에 대해서 Paolo Sibilla, Stefano Negrini, vincenzo Pirola 그리고 Sergio Pivetta와 같은 저자들에 의해 충분히 분석되어졌으며 우리들에게 가장 친근한 내용들이다. 그리고 다른 학자들에 의한 정보들도 있다. 실제로 우리들은 이 분야에 대한 과학적 분석 내용을 담고 있는 정보들을 활용한다.

하지만 여기에서 우리는 척추측만증 질환 치료에서 우리들의 개인적 노력을 소개하기 위해 기본적 정보를 제공하려 한다. 실제로 지난 40여년 간의 치료활동을 통한 사례들에서 척추질환 진행에 대한 통계적 분석 데이터들은 매우 고무적이며 우리 치료법에 의해 얻어진 수많은 환자들의 결과들은 매우 만족스럽다.

이처럼 이 책은 척추측만증 문제에 대해 흥미를 가진 치료사를 위해 준비되었다. 상담을 위해 필요로 하는 젊은 동료들과 자신을 위해 필요한 환자들에 의해 사용될 수 있다. 집에서 실행할 수 있는 자극적인 도구가 될 수 있으며 또한 자신들의 자세에 관한 개인적 발전과 의식을 위해 사용될 수 있다.

1974년 밀란 학술회에서 우리는 "척추측만증 치료에서 탄력밴드 활용" 이라는 제목으로 우리들의 치료법을 발표하였다. 이 치료법의 발전과 함께 그리고 이 질환에 대한 새로운 지식으로 더 많은 발전이 이루어졌다. 40여년 간 "Rovatti Method" 이라고 등록된 이 치료법은 폭넓게 사용되고 있으며 수 많은 사례에서 임상적 혁신을 보여주고 있다. 특정한 운동 프로그램이 연마되었으며 끊임없이 확인되고, 완성되며 각 사례에 따라 차별화되고 있다.

남아와 여아, 어리거나 젊은 화자들이 치료되었다. 어떤 사례에서는 오랫동안 그들의 성장과정을 함께 했으며 어떤 사례에서는 동일한 가족에서 2 세대를 치료하고 관찰할 수 있었다. 이 노력의 열정은 얻어진 결과들과 계속적으로 노력하고 이 치료법을 정교화하려 하는 노력들의 보상이다.

우리는 척추측만증 연구 그리고 보존적 치료법을 반전시키기 위한 추가적인 점들이 연전히 남아있다고 믿는다. 그리고 이 책이 담고 있는 내용이 우리들의 젊은 동료들이 이 분야를 발전시키는데 기본이 되기를 희망한다.

1 단원

척추측만증: 자세 검사에서 보전적 치료까지

(Scoliosis: From Postural Examination to Conservative Treatment)

1

척추측만증과 운동요법
/ Scoliosis and Kinesiotherapy

운동요법은 움직임의 기술을 이용하는 치료방법이다. 치료자는 운동요법과 더불어 마사지, 능동적/수동적 움직임, 의료적 운동, 스포츠용법, 기계적 기구를 사용한 치료기술, 기능적 운동법 등의 보조요법을 사용하여 척추측만증을 치료한다.

운동요법은 척추 질환의 전반적인 분야에서 성공적인 효과를 보이지만 특히 척추측만증 초기 단계, 척추측만증이 예측되는 단계, 진행 중이며 완화될 가능성이 없는 구조적 척추측만증(브레이스를 통한 치료 전후 및 수술 이후 포함), 고통스러운 성인 척추측만증 그리고 특발성 척추측만증 치료에도 유효하다. 정형외과적인 브레이스와 함께 교정치료 전반 과정에서 사용되는 요법이기도 하다.

운동요법은 자세교정과 장기적인 재활 치료법에 있어 항상 중요한 역할을 해오고 있다. 그것이 유일한 치료법적 추천이던 정형외과 전문의와 그의 수술의 협동에 의해 이루어지던 상관없이.

척추측만증을 교정하기 위한 운동요법의 목표는 측만증 각도 개선 또는 진행중인 측만증 각도 억제, 척추 지지구조의 개선, 신경운동 통제능력의 개선, 미적 개선, 심리적 피해 억제, 자세 재활, 통증 완화 및 자신의 신체에 대한 인식 증대 등이 있다.

치료사는 정기적이고 지속적인 평가를 통해 치료팀과 함께 측만증의 진행도를 알 수 있는 모든 목표 데이터를 수집하고 제공할 필요가 있다.

앞서 설명된 모든 경우를 포함하여 척추 질환 전반에서 탄력밴드를 이용한 3차원적 교정방식이 요구된다. Rovatti 방법의 궁극적인 목표를 축약하자면 개인의 자세, 반응, 교정에 대해서 정확한 인식을 가지고 바른 신체자세를 지속 보완할 수 있도록 하는 것이다.

1.1 측만과 척추측만증 (Scoliotic Attitude and Scoliosis)

첫 번째로 우리는 단순한 측만(다형가상)과 실제 구조적 측만(이형증)을 구분해야 한다(그림 1.1).

측만(다형가상)이란 관상면상의 이차원적인 커브만을 의미하며, 척추가 돌아가지 않은 상태이다. 따라서 드문 경우를 제외하고는 문제가 되지 않는다. 이러한 경우 질환 방지를 위해 운동요법 및 다양한 스포츠를 통하여 가장 좋은 효과를 얻을 수 있다.

실제 척추측만증(이형증)이란 시상면, 횡단면, 관상면 모두에서 커브 또는 회전이 일어난 경우를

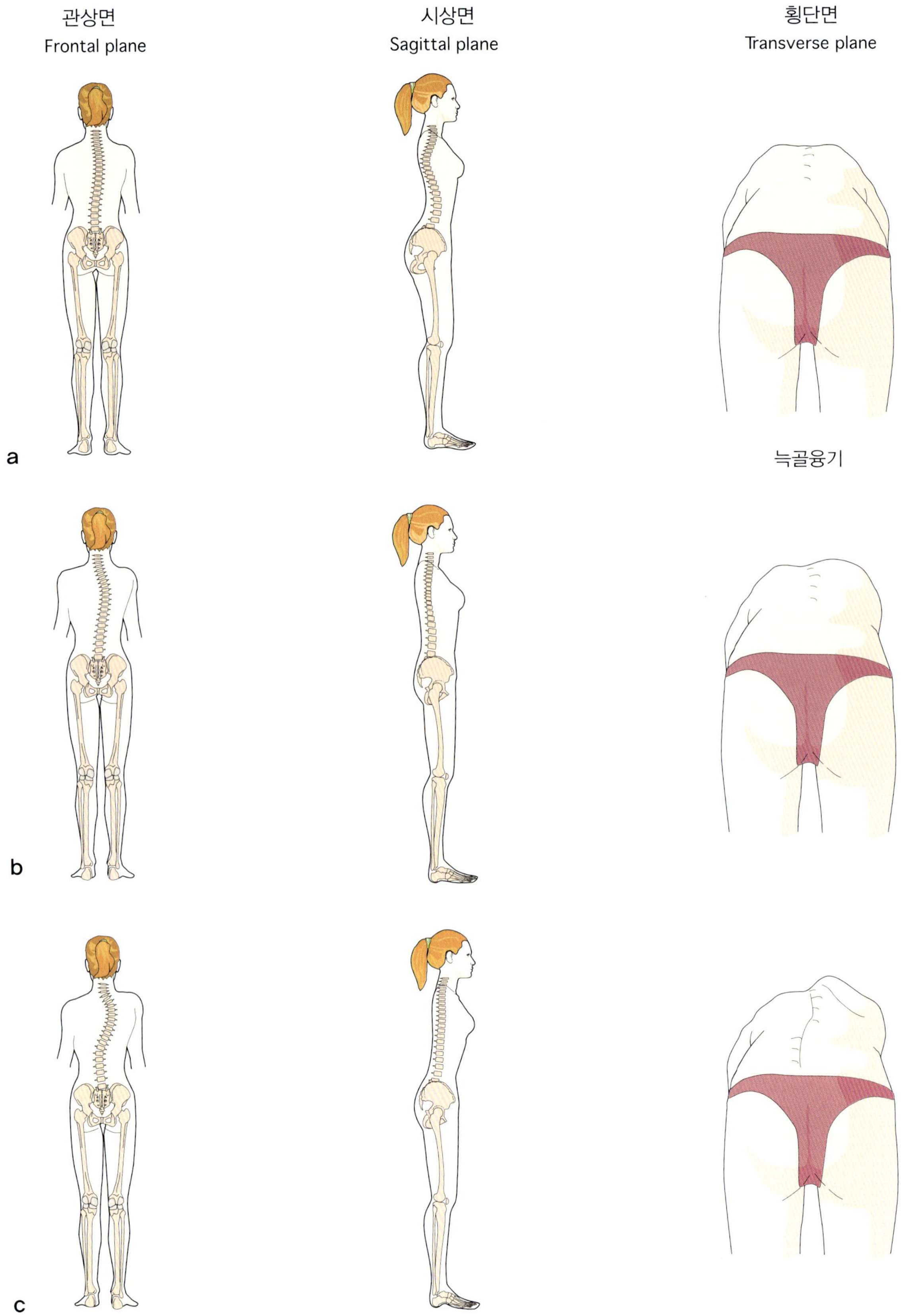

그림 1.1 – 일차성 척추측만 그림: a) 척추측만 증상, b) 가벼운 특발성 척추측만증, c) 중증 특발성 척추측만증.

의미한다.

시상면(측면)은 생리적 후만현상 감소와 관련되며, 관상면은 측만과 관련된다. 추가적으로, 굽은 척추는 종축에서 볼 때 통상적으로 회전되며 "융기(hump)"라고 하는 특징적 현상을 만든다(횡단면에서 회전). 따라서 척추측만증이란 아래와 같은 현상들이 동시에 보이는 추체의 3차원적인 변형을 의미하는 질환이라고 정의할 수 있다:

- 시상면상의 전만
- 관상면상의 측면 커브
- 횡단면상의 회전

널리 알려져 있듯이 척추측만증은 육체적 성장 및 성숙과 함께 변화하며, 2차 성징이 가장 활발할 때 증상이 악화되는 경향이 있다. 여성에게는 초경 전후 및 초기 생리기간이 이에 해당하며 남성은 변성기 및 2차 성징으로 인한 변화가 일어날 때가 이 시기이다. 커브 진행에서 가장 큰 위협은 Risser(골격 성숙도표)상 0/1+, 1+, 2+와 같은 측정으로 나타낼 수 있다.

이런 민감한 육체적 발달의 시기에 운동요법과 교정용 외과적 기구들을 전략적으로 적재적소에 사용하는 것은 매우 중요하다. 2차 성장이 체중과 체격의 상당한 증가와 함께 호르몬 변화를 수반하기 때문에 척추측만증의 빠른 악화에 안성맞춤인 시기인 셈이기 때문이다. 또한, 이러한 측만증의 악화는 측만증과 발생 원인과는 독립적으로 작용한다. 대부분의 경우, 골격의 커브로 부터 벗어나는 생리적 현상의 원인은 알 수 없으며, 이를 **특발성 측만증**(idiopathic scoliosis)이라고 한다.

1.2 척추측만증의 분류 (Classification of Scoliosis)

본 서적은 척추측만증과 척추 기형 분류법에 대해 많은 방법론을 제시한다. 첫 번째로는 **척추측만증의 원인**을 통해 분류하여 회복할 수 있는 기능성 측만, 회복 불가능한 구조적 측만, 원인을 규명할 수 없는 특발성 측만증으로 분류하는 방법이 있다. 두 번째로는 **커브 종류**에 따라 척추측만증을 분류하는 전통적인 분류법이 있는데, 이중(double) 척추측만증과 단순 커브 척추측만증으로 나누어지고, 흉추커브와 요추커브로 세분화된다. 근대 용어로 여러(Gruppo Studio Scoliosi에 인정받는)저자들에 의하면 커브(curve)는 "**일차적**" 커브 및 "**이차적**" 커브로 설명하였다. 또한 척추측만증도 커브의 각도에 따라 Cobb의 방법으로 객관적으로 분류될 수 있다. 몇몇 저자들은 측만증 **발현 시기**에 따라 **발현연령별**로 유아측만증, 아동측만증, 청년측만증, 성인측만증으로 분류하기도 한다. 분류 방법의 완전성을 기하기 위해 추체의 커브 정도에 적절한 치료법에 따라 정기적인 정형외과 소견 및 운동요법이 필요한 경우, 정형외과 치료 및 운동요법이 필요한 경우, 그리고 마지막으로 의료적 감독, 깁스, 브레이스, 교정 수술까지도 필요로 할 수 있는 경우로 구분할 수도 있다는 점은 알고 넘어가도록 하자.

이러한 구분 방법들은 보편적으로 받아들여져 사용되고 있으며 본 서적에서도 종종 인용하고 있는 방법론이다. 하지만 본 서적의 목적상 주로 사용할 분류 방법은 커브의 **심화 위협에 따라 분류하는 방법**이다(그림 1.2).

- A집단: 사소한 측만 또는 다형가상
- B집단: 구조적 측만 또는 이형증
- C집단: 심각한 측만증
- D집단: 완전히 발달한 골격에서의 이형증

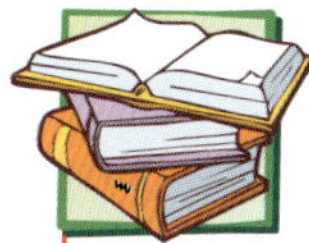

이 첩터는 특정한 저자들 그리고 동료들의 생각들과 인용문헌들을 발췌하였다. 이것은 저자자신들의 다음 출판 저서에서 더욱 자세하게 설명된 운동치료 방법의 정의에 대한 원칙으로서 독립적인 기록을 유지하기 위한 긴밀한 협조, 비교 그리고 논의를 인정하는 것이다.

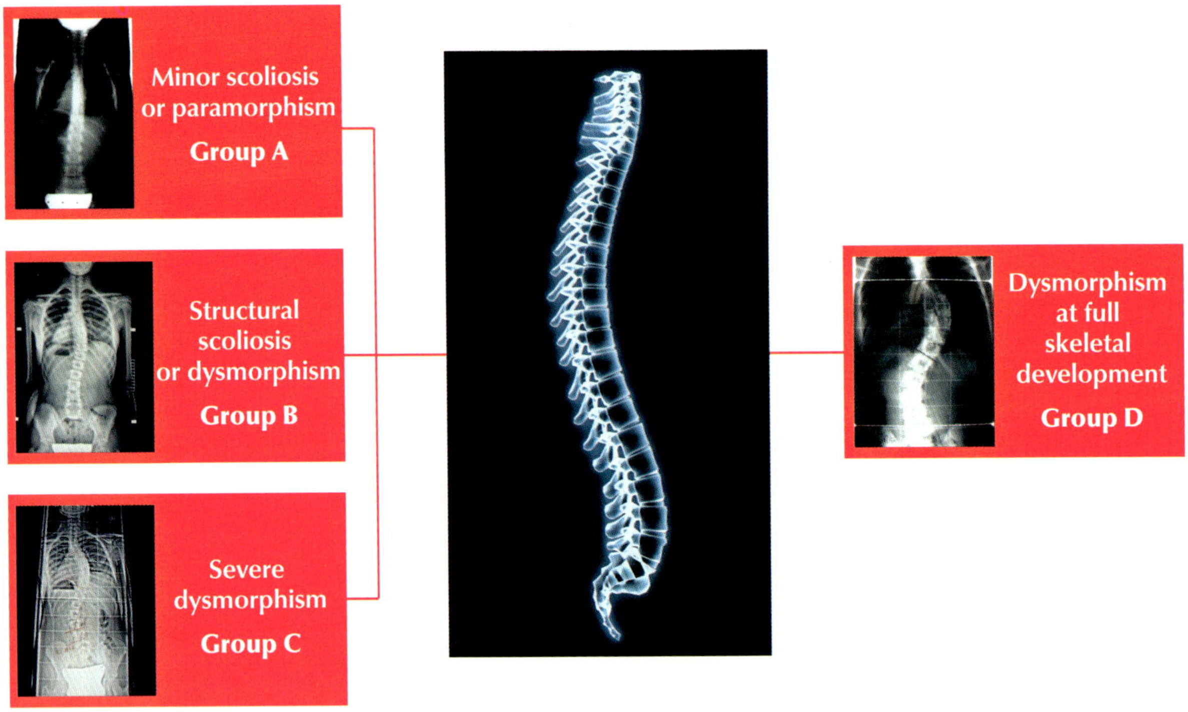

그림 2.1 – 척추측만 진행의 위험성에 근거한 척추측만증 유형 분류는 Rovatti Method의 기본이다.

이러한 분류법은 Rovatti 방법이 제안하는 재활 프로토콜을 구축하는데 연관이 있으며, 차후 추가적인 설명이 제공될 것이다.

1.2.1. 단순 측만증 또는 다형가상 (Minor Scoliosis or Paramorphism)

운동학적 검사에서 흔히 5 mm 이하 융기(hump) 및 5도 이하의 측만각이 관찰되며, 이를 **단순 측만증**이라고 한다.

청년기 척추측만증 (Adolescent Scoliosis)

척추측만증은 90%의 경우 특발성이다. 특발성 척추측만증은 신체의 여러 기능들이 관여된 복합적인 신드롬을 통한 증상이다 (Sibilla). 추정되는 원인 중 가장 현실적인 요인은 신체도식의 변화, 전정기능, 공간지각 능력 등이다. 다시 말해 특발성 척추측만증은 고유수용성 장애와 관련이 있다는 것이다. 고유수용성 장애의 경우, 근육의 균형을 재정립하기 위해 자연적으로 척추가 변형되게 된다 (Sibilla).

척추의 커브가 시상면에서의 생리적 정상 커브로 변화시킬 때 (후만화 또는 평면화), 기계적으로 가장 약화된 부위에 외측-외측면 (laterolateral plane) 으로 보상되면서 척추는 관상면에서 반응한다 (Lyon 방법).

다변화된 운동 프로토콜과 외형적 모습 개선은 젊은 환자들에게 심리적인 동기부여를 제공하여 더욱 활발한 참여도를 이끌어 낼 수 있다. 따라서 개인화된 계획과 운동요법 (의료적 운동 또는 척추 운동)을 병행하는 것은 만족스러운 결과를 달성하기 위한 좋은 방법이 될 수 있다.

다형가상(paramorphism)은 일반적으로 횡단면에서 회전변화가 없다. 이러한 사례들은 젊은 나이에서 관찰된다.

10세 이하의 환자들에서 "기형에 대한 인식" 을 강조하는 것은 의미가 없다. 이유는 피질골의 성장과정이 여전히 충분하게 발달되지 않았기 때문이다.

통상적으로 소아 환자들에게는 주로 균형과 운동신경능력을 증진시키기 위한 레크리에이션과 운동을 통한 치료가 권고된다. 추후 지표상으로 질환이 악화되는 것으로 나타날 시에 재활 활동이 이루어져야 한다. 질환 예방을 위해 이러한 환자들은 연 2회 주기적으로 검진을 받아야 한다.

독자들을 위해 특발성 측만증에 대한 참고자료를 제공하는 저자들을 상기해 보자면, 측만증 악화를 예측할 수 있는 요소에는 측만의 종류, 환자의 실제연령 및 골격연령, 성별, 커브의 각도(Sibilla) 등이 있다. 2차 성징의 초기 징후는 측만이 가장 심해질 수 있는 시기의 시작을 의미한다(Dimeglio). 통상 30도의 커브를 측만증 진행도의 기준점으로 보며, 이 각도가 넘어갈 시 환자가 신체적으로 성장하고 있으며 2차 성징 과정에 있는 연령이라면 측만증은 악화된다(Perdriolle).

다형 가상(측만 형태)에 대해서는 좋거나 나쁜 자세가 골격체계, 근육, 신경센터, 상부간의 상호작용에 관계가 있으며, 따라서 감각기관의 균형에 직접적으로 연결되어 있다는 점을 독자들에게 상기시키고자 한다(Sibilla). 이러한 이유로, 외수용성 자극(시각, 청각, 촉각 리셉터)과 고유수용성 자극(관절, 힘줄, 근육 수용기)은 척추측만증 환자들이 적절한 자세를 취할 수 있도록 도와주고 반복 시 이러한 자세를 자동으로 유지하도록 할 수 있기 때문에 고유수용성 운동은 항상 추천되는 요법이다(Cristofanilli, Sibilla).

그림 1.3은 감각-감지능력을 통한 움직임의 흐름을 보여준다.

운동요법의 궁극적인 목표는 척추측만증을 교정하는 것이 아니라 환자들로 하여금 증상에 도움을 줄 수 있는 적절한 행동을 습관화하는 데 있으며 시간이 지남에 따라 이러한 습관들이 이해와 내재화를 통해 자동적으로 나올 수 있게 유도하는 데 있다는 사실을 기억해야 한다(Stagnara; Mollon; De Maurey; Negrini, 1992). **"운동이 환자를 교정하는 것이 아니라, 노력하는 환자가 자신을 교정하는 것이다 !"**

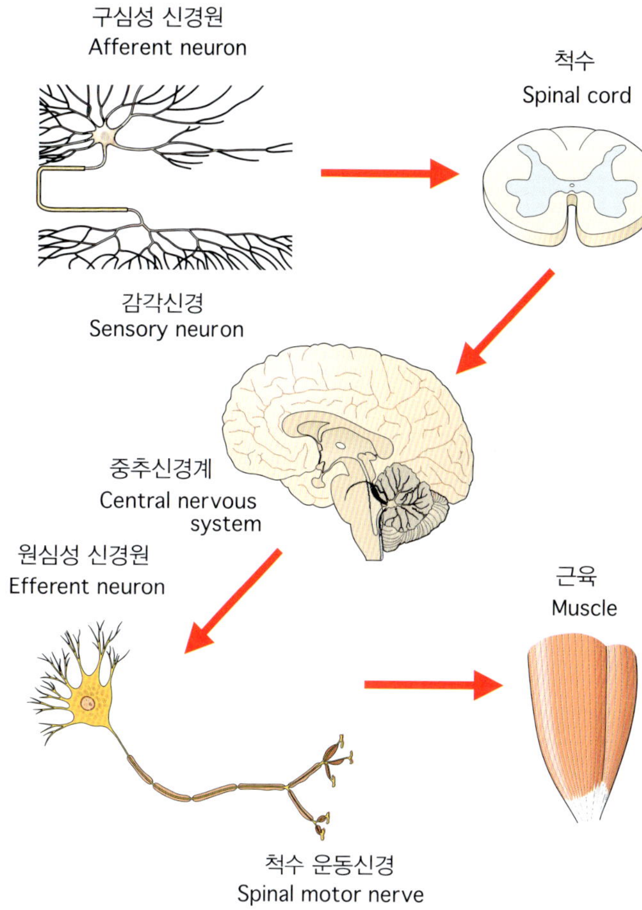

그림 1.3 – 감각신경-감지신경을 통한 움직임의 조직화 (Sibilla, 1998).

치료적 접근 (Therapeutic approach)

척추측만증을 치료하기 위해서는 다각도에서 여러 방식으로 접근을 할 수 있는 여러 전문가들로 구성된 의료진을 갖추는 것이 적절하다. 이러한 의료진은 정형외과 전문의, 재활전문의, 운동치료사 및 물리치료사로 구성되어야 한다. 그리고 척추 질환과 연관되어 있는 문제에 대한 전문 심리학자, 구강외과의(치아의 부적절한 위치로 인한 자세 문제), 오스티오패스(osteopath), 보조기 기술자 (깔창 및 브레이스 관련 목적)으로 이루어져야 한다. 만약 환자가 청소년이나 유아일 경우 부모님과 감독(환자가 운동을 할 경우)을 치료에 관여시켜 협조하는 것이 적절하다. 가정의학의의 경우 엄격한 의미에서 의료진에 포함되지는 않지만 치료의 진전을 조정하고 감독하는 과제를 가진다.

치료법 (Treatments)

가벼운 척추측만증에서 치료법은 필요한 경우에만 신체 일부분의 운동(움직임)이 포함되어야 하지만, 척추측만의 커브점 근처에서는 신체 일부분의 움직임이 있으면 안 된다. (움직이면 더 심해질 가능성이 있음). 반대로, 근육 강화, 평형 반응의 발달, 협동력 개선을 하는 것이 더 적절하다.

다형 가상 형성을 위한 운동요법은 반중력 근육의 힘과 신경근육능력 개선 능력에 대한 영향력 때문에 매우 중요하다. 이 분야의 전문가인 Gruppo Studio Scoliosi(GSS)에 의해 확인된 바와 같이 스포츠는 운동요법의 활동적인(active) 버전이다. 그러므로, 자세적 다형가상 형성(postural paramorphism)을 위하여, 스포츠와 연계된 운동요법이 추천된다.

끝으로, 매우 중요하게도, 바른 호흡교육에도 매우 깊은 주의가 기울여져야 한다.

1.2.2 구조적 척추측만증 또는 이상형태증 (이형증) (Structural Scoliosis or Dysmorphism)

다형가상 형성과 관련하여, 구조적 척추측만증과 이상 형태증 치료에 있어, 치료팀을 따로 두는 것은 매우 적절하다고 할 수 있다(Group B).

생리학적 커브에는 총 4가지가 있다: **경추 전만**, **흉추 후만**, **요추 전만**, 그리고 **천골 후만**. 이 네 가지 커브가 감소된다면, 척추는 더 약해질 수 있다. 척추측만증에서 가장 심각한 케이스는 흉추가 평평해지는 것이 동반되는 것인데, 시상면에서 커브가 감소되면서 관상면에서의 척추에 더 큰 압박이 가해질 수 있기 때문이다(Sibilia).

그림 1.4는 생리학적 커브(curve)을 유지하는 것의 중요성을 보여주고 있다. 이 생리학적 커브는 중력의 힘을 지탱하기 위하여 사용된다. 커브의 존재는 압박(압력)에 대한 척추 저항(지탱)을 증가시킨다. 직립에서의 척추에 가해지는 압박력(무게와 중력의 힘)은 척추 뼈와 디스크에 영향을 준다〔평형한(나란한) 힘에 따른 분해〕.

척추 뼈의 굴곡은 곧게 서서 지탱중인 척추 뼈를 전방 또는 후방으로 미끄러지게(어긋나게)만드는 원인을 제공하고, 나아가 기존의 커브을 늘어나게 하거나 줄어들도록(부정형이 되도록) 한다.

결과적으로, **척추 뼈의 저항**은 Kapandij가 밝힌 바와 같이 커브의 수(n)와 매우 깊게 연관되어 있다. 특히, Kapandij는 척추의 저항력이 커브의 수 제곱에 1을 더한 것과 같다고 연관지었다.

$$\mathbf{R} = \mathbf{n}^2 + 1$$

척추 뼈의 저항력을 설명하자면, 우리는 척추 뼈의 높이(H)(첫 뼈부터 솟은 높이까지)와 확장되어 있는 길이(L) 사이의 비율을 의미하는 Delmas Index(I)를 함께 고려해야만 한다.

$$\mathbf{I} = \mathbf{H} \times 100/\mathrm{L}$$

운동생리학적 지수는 대략 95이다. (생리학적 리미트는 94~96 사이)

이 접근방법의 단점은 Delmas 지수 결과를 얻기 위해서는 반드시 해부학적 부분에서만 실행될 수 있다는 것이다.

$R = n^2 + 1$

a. 직선적인 척주:	$0^2 + 1 = 1$	(R = 1)
b. 1 만곡 척주:	$1^2 + 1 = 2$	(R = 2)
c. 2 만곡 척주	$2^2 + 1 = 5$	(R = 5)
d. 3 만곡 척주	$3^2 + 1 = 10$	(R = 10)

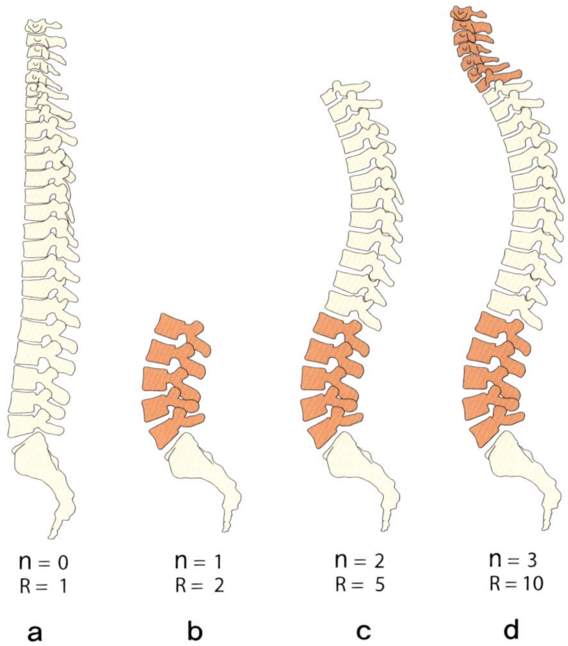

그림 1.4 – Kapandij에 의한 부하에 대한 척추저항은 척추만곡 수 더하기 1의 제곱에 비래한다.

그러므로 Delmas는 현저하게 굴곡되어 있는 척추 뼈는 역동적인 기능을 하고, 현저한 굴곡이 없는 (또는 한 개나 거의 굴곡이 없는) 척추 뼈는 고정적인 기능을 한다고 주장하였다.

치료적 접근 (Therapeutic approach)

가장 심각한 사례의 척추측만증 치료(즉 평평하고, 많이 올라가있는 척추)는 일반적으로 신근운동(extensor exercises)을 배제하는데, 이는 신근운동이 굴곡과 특정 척추 뼈의 회전 정도를 증가시키기 때문이다. 혁신적인 구조적 척추측만증과 함께, 교정적 신근 운동이 함께 이루어질 수 있지만, 정상적인 척추의 골곡 회복에 더 많은 관심을 쏟아야 한다. 이 경우에는, 환자의 타입과 때와 장소 결정의 이해를 위하여, 치료자의 능력이 이 운동요법을 가능하도록 할 것이다.(치료자의 꾸준한 관심이 중요하다는 뜻) 커브의 운동성/고정성, 근육긴장/영양성 그리고 환자의 생리학적 민감성은 치료방법에 적용하기 위하여 주기적으로 체크되어야 한다.

척추측만증 또는 이상형태증을 진단받은 환자들은 치료를 위해 종종 브레이스 처방받기도 한다. 이 환자들은 개인적 치료법 계획이 반드시 먼저 세워져야 하며, 브레이스를 착용한 채로 실시하는 인식 운동, 자기수용 운동, 순환기 운동, 유산소 능력 강화 운동, 자세교정 운동 등을 반드시 포함해야 한다.

현재, 가장 많이 사용되는 브레이스는 "Lyon 수정판"인 "La Padula"은 이중 척추측만증을 위해 이

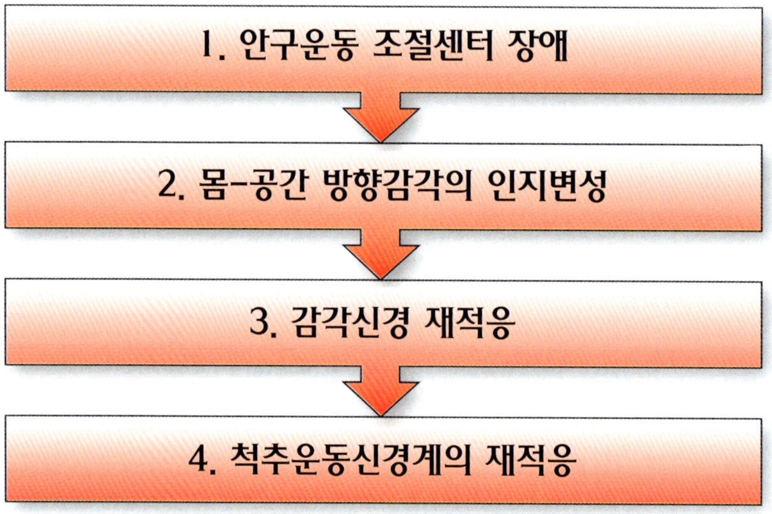

그림 1.5 - 특발성 척추측만증에서 보상 (Sibilla)

상적이며, 요추 측만증은 "Cheneâu"을 처방하고, 이중 측만증을 위해 "Sforzesco" 그리고 "Milwaukee" 브레이스를 처방한다. 후자에서 치료적 프로토콜이 세워져야 하며 브레이스를 착용한 상태에서 후만화 운동, 영양학적 운동 그리고 고유수용성 운동이 포함되어야 한다.

추가적으로, 특별한 관심이 순환기 교육에 쏟아져야 한다. 최근에, 이 밀워키 브레이스는(자세교정용 거들은 중심척추를 펴지도록 하는 경향이 있다) 청소년기와 어린 아이들의 후만증 치료에 사용되고 있다.

비교적 가벼운 척추측만증을 가진 환자들에게는 갈비와 횡격막 모두를 사용한 숨쉬기 운동이 필요하지만, 더 심한 케이스의 환자에게도 호흡운동이 포함되어야 한다. 이 호흡운동은 몸통을 올바른 자세의 형태로 다시 만들고자 하는 시도와 노력이 포함해야 한다. 정적 수축(운동이 몸 전체가 아닌 근육을 사용하는) 운동은 척추주변의 근육을 위해서도 매우 효과적이며, 근육의 제자리 고정 능력을 위해서도 매우 좋다.

척추측만증 환자의 비대칭적 움직임(운동)은 전반적인 개선을 위해서만 이루어져야 하고, 새로운 근육의 긴장이나, 잘못된 강화가 없이 이루어져야만 한다(Lyon 요법). 이러한 치료법의 목적은 환자의 움직임 재구성을 통해 브레이스(코르셋) 의상을 벗어나 새로운 자세교정 모델에 이르게 하는 것이다.

Sibilla에 따르면, 고유의 척추 구측만증에 대한 보상은 그림 1.5에 나타난 순서를 따름으로써 이루어질 수 있는데, 이는 자세 수정을 위해 아주 주의 깊게 고려되어야 할 내용이다.

구조적 척추측만증을 치료하면서, 호흡을 내뱉는 것은 더 많은 자세교정의 효과를 내기 위해서 가장 중요한 것이다. 숨을 들이마시는 것에 많은 집중을 하게 되면, 중요한 회전의 경우에 흉부의 변형을 초래할 수 있는데, 이는 늑간의 근육이 회전을 더 많이 하게 되기 때문이다(Lyon 운동법). 이러한 사례들에서 치료의 목적은 고유수용성 "자연적 브레이스(corset)"를 만들어내기 위함이다(Stagnara).

더 많은 운동 경험을 가질수록, 더 많은 운동 능력이 증가하게 된다. 운동능력은 학습의 결과물이며, 반복을 통해 자동적으로 하게 된다.

표 1.1 운동치료 재활 프로토콜

보조기를 벗고 그리고 정형외과 보조기를 착용한 상태에서 운동치료
교정자세 인식
조절능력 개발
고유수용성과 외수용성 자극 인지
일반적 운동
인간공학의 개념
중등급 운동 활동
"구조적 척추측만증 또는 이상형태증" 그룹 운동
수술 후 운동치료
수술 부위에 조기적으로 스트레스를 가하는 운동은 조심스럽게 피하라
골반과 견갑대 모빌리제이션 운동
호흡운동
고유수용성 그리고 외유수용성 자극 감지
자연스러운 움직임을 위한 인체공학
중등급 신체적 활동
근육긴장을 감소시키기 위한 스트레칭

1.2.3 심각한 기형 (Severe Dysmorphism)

굴곡의 정도를 나타내는 분명한 지수의 한계인 40/50의 정도에 다다르는 구조적 척추측만증의 경우는 그룹 C에 속하게 된다. 이러한 구조적 척추측만증은 완전한 골격 발달을 나타내는 Risser 5+ 이후에도 동일하다. 이 타입의 척추측만증 환자는 일반적으로 수술을 해야만 한다. 수술 전 단계에서 좋은 신체적 준비는 치료법의 성공에 도움을 준다는 것은 이미 소개된 사실이다. 수술 이전의 측면에서는 수술 전 운동들은 반드시 환자와의 협의를 통해 이루어져야 하고, 움직이는 운동요법은 더 많은 운동능력을 회복하기 위해서 반드시 수술이나 치료이전에 미리 시행되어야 한다. 수술 이후의 단계에서는 브레이스를 착용하지 않고 전반적 신체활동을 실행하면서 근긴장을 감소시키기 위한 스트레칭 운동, 균형–리듬–섬세함–조절 운동 그리고 상지, 하지 근력강화 운동을 실행하며 고정된 관절부위에 운동을 피하도록 조심해야 한다.

환자가 브레이스를 착용하였을 때에는 자세 교정을 위한 비대칭적 운동, 신전근 운동, 역 회전 시킨 상태에서 호기 운동 등과 같은 일반적 운동이 추천된다. 추가적으로, 모든 운동요법은 환자의 최대운동 능력을 개선시키기 위해서만 사용되어야 한다. 브레이스를 착용한 교정자세 에서의 몇 개월 동안 주 목적은 좋은 근육 구조를 만드는데 있다. 우리는 독자들로 하여금 척추의 비안정성이 척추근육의 힘 부족과 연관이 되어 있다는 것을 다시 한 번 상기시키고자 한다.

표 1.1에서 요약하여 보이듯이, 두 가지의 운동 재활요법의 핵심은 1. 자세교정 의상 제거에 근거한 심각한 이상형태증과 2. 수술한 이후 즉각적인 양상이다.

1.2.4 뼈대가 완전히 발달한 상태에서의 이상형태증 (Dysmorphism at Full Skeletal Development)

척추측만증 종류의 마지막 그룹(Group D), 골격이 완전히 발달된 상태에서의 이상형태증에서는(dysmorphism) 운동요법으로 성인들에게 탄력밴드를 사용하는 것은 매우 유용하다.

고통이 수반되는 성인의 척추측만증에서 운동요법 방법은 스트레칭, 자궁/등뼈 당기기, 굽은 혹 교정, 팔을 위,아래로 흔드는 것과 일반적으로 더 많은 운동 활동을 포함한다.

고통스러운 성인 척추측만증 문제에 접근할 때에는 이 방법이 종종 골다공증이나 골감소증의 문제와 함께 연관이 되어 있다는 것을 명심해야 한다. 합리적이고 집중된 운동요법은 반드시 아래의 경우에서 몇 가지 목적을 고려해야만 한다.

Lyon 운동요법

"자세를 교정하는 것은 운동요법이 아니라, 환자 스스로 이다." — Lyon 요법 이행의 전제이자 가장 중요한 포인트인 이 말은, 프랑스 리옹의 *Centre Médico-Chirurgical des Massues* 병원에서의 다양한 정형외과 전문의, 재활전문의, 물리치료사들의 모임에서 비롯되었다. 이 전문가들은 1950년대 후반부터 활동하기 시작했는데, 하나의 팀으로서 매우 중요한 연구를 많이 했고, 척추측만증 연구에 있어 하나의 기준이 되었다. 그들 사이에, 우리는 특히 Stagnara, de Mauroy, Charrère, Mollon, Ollier 그리고 Perdriolle를 기억할 필요가 있다. 그들은 오늘날 척추측만증의 현대적 운동요법에 기초를 이루었으며 이는 특발성 척추측만증 사례에서 척추 측만의 3차원성 그리고 전만화되는 흉추의 소인에 대해 공헌했다. Rovatti 치료법은 Lyon 학교에서 비롯되었고, 3D 입체적인 방법을 통해 탄력밴드를 사용한 "회복"과 "척추자세 교정"을 제안하기 위하여 이러한 기본개념으로부터 시작되었다. 탄력밴드는 마치 치료사들의 손과 같이 환자들이 스스로 자각하고 스스로 자세를 고쳐나갈 수 있도록 해주었다.

리옹지역의 Centre des Massues 센터는 그 사이 척추측만증 관련 연구자들 사이에 매우 유명한 곳이 되었다. 많은 이탈리아인 전문가들도 이론적, 실제적인 교육을 이곳에서 받고 있다.

Lyon 치료법을 이루는 아주 재미있는 이론적 기초들 중에서 새로운 운동요법, 수술을 통한 치료법과 다양한 치료의 실시하는 것은 다른 생각들로부터 발현되는 과학적인 증거를 거절하지 않는 원리이다.

정형외과 전문의인 Stagnara의 연구는 균형에 관한 연구방법 구축에 매우 중요한 역할을 하였고, 그렇게 함으로써 비-기계적인 신경운동 회복(균형감각에 문제가 있는 척추측만증 환자의)에도 중요한 역할을 하였다. 이처럼 균형감각의 정제와 자극을 통한 올바른 자세교정을 추구한다는 것을 바탕으로 이와 같은 접근법이 구성되었다. 끝으로, 스스로 자세를 교정하는 방법을 배우고, 스스로 회복하는 방법을 익혀야 하는 환자들을 위해서도 교정방법을 인식하는 것은 매우 중요하다. 이러한 목적에서, 객관적인 데이터를 기록하고, 장기간에 걸쳐 이를 비교하며 척추의 결점과 기형(변형) 등을 인지하는 것과 동시에 스스로 교정하고자 하는 계획, 그리고 교정을 위한 자세 등은 매우 중요하다. 운동요법에 대한 적극적인 참여 역시 요구되며, 결과를 환자와 공유하고, 객관적인 데이터가 수집되면 이를 기록하고 실행하는 것에 도달하는 것들도 추천된다.

- 위험이 있는 영역에 대한 존중 (신중함)
- 최대의 운동능력 사용
- 정적수축 형태의 근육강화
- 점진적이고, 개인에게 맞추어진, 지속적인 운동 활동 (연령과 성별을 고려하여 개인의 능력을 주의 깊게 관찰하여 평가하는 것)

모빌리제이션(mobilization) 운동에서는 각별한 주의가 필요하다. 척추 모빌리제이션 운동은 일반적으로 사용이 금지되는데, 이는 증가되는 유용성이 척추측만증을 시간이 가면서 악화될 수 있기 때문이다.

진통 목적에서, 운동은 척추 이외 관절에서는 유용하며 이는 척주에 가해진 내부적 그리고 외부적 요구로부터 해소되는 역할을 한다.

2

자세-기능 운동학적 검사 / Postural-functional Kinesiological Examination

적절한 자세 및 기능 운동학적 검사는 제안된 운동학적 치료의 기초이며, 환자의 척추 문제와 치료 방법을 식별하기 위해 선별 검사에 필수적이다. 이는 개별 치료 계획 수립을 위한 유용한 정보를 수집하기 위해 분석이 가능한 비교검토로 구성된다. 객관적 데이터 수집을 통해 측정된 결과 값은 자세 제어 검사와 비교할 수 있다. 자세 재평가(운동학적 검사)는, 대략 6개월 교정 치료과정을 통해 정기적으로 이루어져야 한다.

치료를 받는 각 환자에 따라 임상 병력 및 치료 및 교정 경로에 관한 가능한 모든 데이터를 작성하고 이어서 비교할 **개인 기록**(personal sheet)을 준비해야 한다.

운동 진단 검사는 두 단계로 구성되어 각각 일련의 측정 및 검사가 환자에게 시행된다:

- 자세 운동학적 검사;
- 기능적 운동학적 검사

평가의 첫 부분인 **자세 운동학적 평가**는 정적 – 동적 각각 다른 위치에서의 형태를 평가 한다(그림 2.1): 정면 검사(전방–후방; 그림 2.2), 측 방향 검사(측방), 첫 번째 정면 및 후면 관찰, 흉추의 전방 굴곡(또는 굴곡) 〔아담의 테스트(Adam' s test)〕, 환자가 직립자세에서 촬영 한 X–ray 영상들.

평가의 두 번째 부분인 **기능적 운동학적 검사**는 근력 계발 및 관절 운동에 초점을 맞추고 있고 개인화된 재활 프로토콜을 스타일링하기 위한 기초가 된다.

자세 교정 및 기능 검사를 적절히 수행하기 위한 운동 과학자의 도구는 다양하며 다음을 포함한다. 팔다리 또는 골반에 있는 운동거리 조절이상의 평가를 위한 리프트, 디지털 카메라, 고니 오 미터(goniometer), 수직 추(plumb bob), 단단하고 유연한 측정 스틱, 원주 측정을 위한 확장 가능한 측정 테이프, 피부그림(dermographic) 펜이나 마커, 척추측만계(scoliometer), 기보미터(gibbometer), X선 판독을 위해 백라이트 보드에 부착된 기둥 측정기(그림 2.3). 이 운동학적 연구에서 우리는 형태학적 평가를 위해 후만계(kyphometer)와 포도스코프(podoscope)를 빼놓아서는 안 된다.

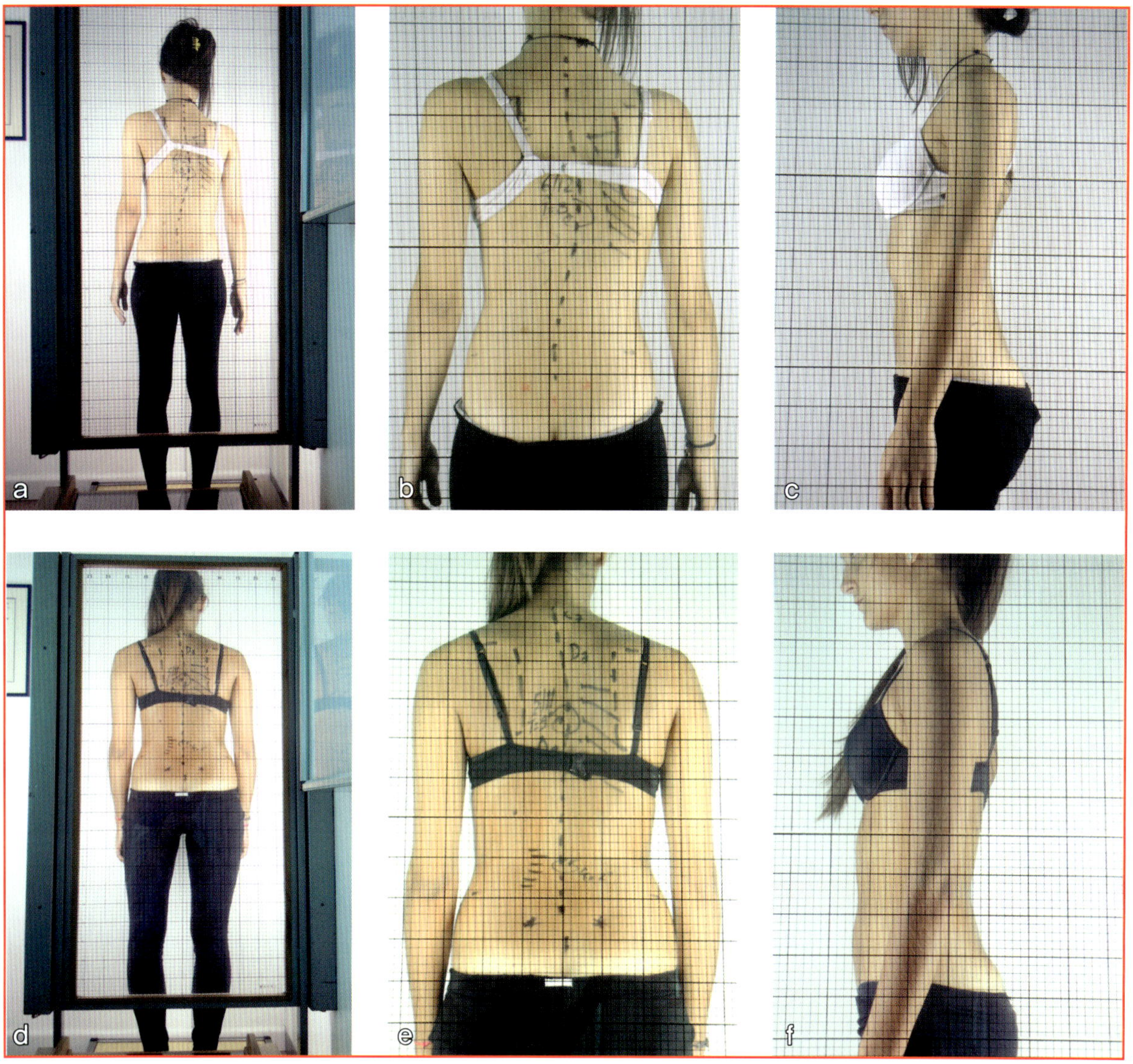

그림 2.1 – 척추측만증의 다른 각도를 보여주는 2개의 서로 다른 주제의 자세 검사. 똑바로 서서, 측만계를 이용하여, 정면 프로필(frontal profile)을 평가(**b**, **e**), 및 시상면(sagittal) 또는 측면 프로필(lateral profile) 평가(**c**, **f**). 매주 비교되는 미적 프로필(aesthetic profile)의 평가가 소년 및 청소년 환자에게서는 심리적, 동기부여에 강한 영향을 미친다.

2.1 개인 기록 (Personal Sheet)

운동학적 검사를 진행하는 동안 치료사는 각 환자마다 개인 기록(sheet)을 작성한다. 환자의 진행 상황이 올바른 경로를 따라가는지 챠트(chart)를 보면 모든 관련데이터를 알 수 있다.

이미지와 함께 개인 기록은 다음 정보를 담고 있어야 한다:

- 전체 척추측만증 병력과 진행 중인 검사 날까지의 측만증에 대한 이해도
- 환자의 생체 데이터;

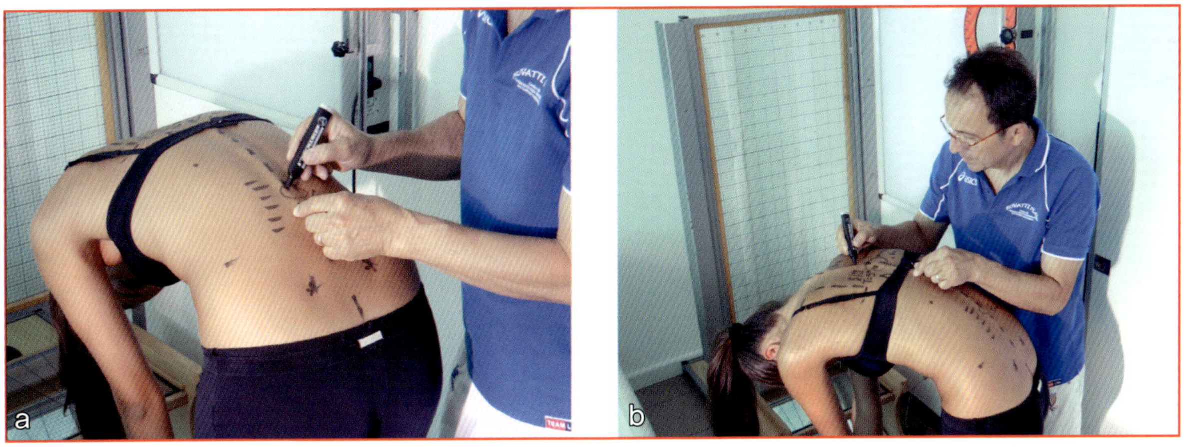

그림 2.2 – 정면 형태학 검사 : 척추 뼈돌기(apophyses)와 융기(hump)의 측정. 모든 랜드 마크 포인트는 객관적 측정에 의해 표시된다. 척추 뼈돌기(apophyses)(**a**)와 융기(hump)의 마킹(**b**).

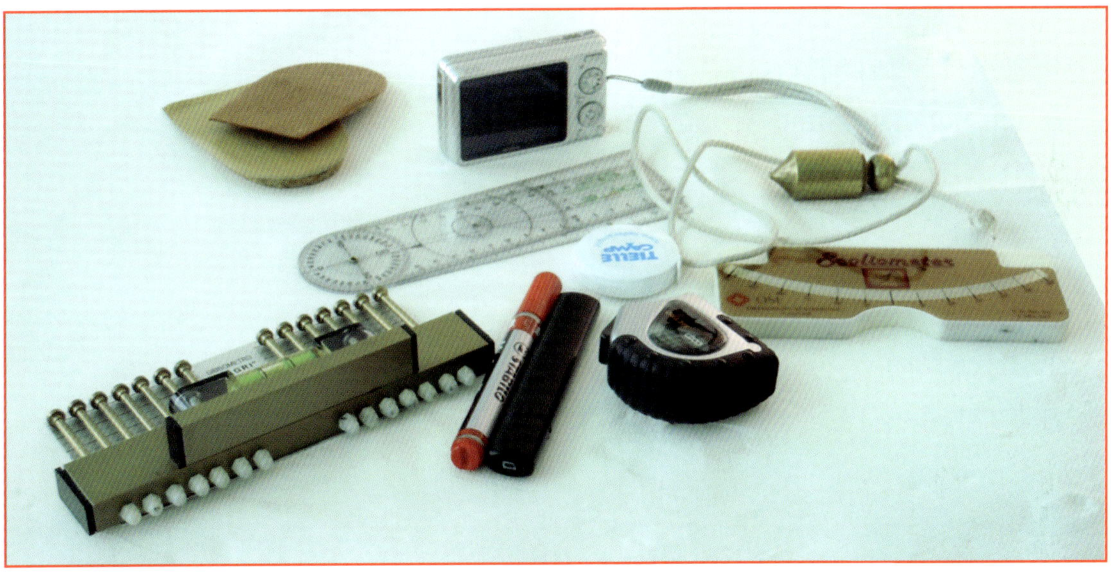

그림 2.3 – 자세 운동학적 검사 도구. 시계방향으로: 하지와 골반의 측정장애를 평가하기 위한 리프트(lift), 디지털 카메라, 고니아미터, 수직 축, 측만계, 측정자, 테이프 측정자(원주 측정), 마커, 융기측정계, X-ray 판독을 위한 cobbmeter는 이 기구에 추가되었다.

- X– 레이 데이터 주석
- 정적 – 동적 형태학 데이터;
- 사진 균형;
- 개인 맞춤 프로그램에 대한 권장사항

오늘날 현대 기술(컴퓨터 장치 및 전용 응용 프로그램)은 이전보다 훨씬 간단하고 즉각적인 이미지 생성 및 다양한 단계의 카탈로그 작성을 가능케 하므로 환자에게 보다 더 쉽게 적용할 수 있다.

2.2 자세 운동학적 검사 (Postural Kinesiological Examination)

운동학적 치료 평가에 대한 환자의 개인 및 가족력 등 중요한 인구동태통계 수집을 완료하면 운동치료사는 객관적 측정을 위해 검사가 요구하는 일련의 평가를 진행하기 전에 모든 경계표 점을 올바르게 표시해야 한다.

운동치료사는 더모그라픽(dermographic — 피부 그림)에 펜 또는 간단한 마커를 이용하여 측정한다. 이 장의 이미지에서는 같은 평가가 측만 각도가 다른 결과물을 나타내는 것을 볼 수 있다.

2.2.1 어깨와 견갑골의 대칭 (Symmetry of the Shoulders and Scapulae)

이 평가는 환자가 올바른 직립 자세를 취하게 함으로써 수행된다.

정면 후방도, 측정에 용이하게 눈에 띄는 점들로 표시한다. 척추와 견갑골의 대칭 또는 비대칭을 보여준다. 운동치료사는 어깨뼈의 상부윤곽과 하부윤곽을 주의 깊게 평가한다(그림 2.4).

2.2.2 측만각 (Waist Triangle)

측만각(콥스각-Cobb' s angle)은 팔의 안쪽 윤곽과 체간의 옆 윤곽으로 형성된 공간이다. 흉요추 측만증의 경우, 측면의 점진적인 움직임은 콥스 삼각형(Cobb' s triangle)의 축소와 변형을 수반하고 측만증을 악화시킨다. 측정은 환자를 위로 세우고 뒤쪽 정면에서 견고하고 확장 가능한 측정 장치(견고한 줄자)로 측정한다(그림 2.5).

2.2.3 후두부 축 (Occipital Axis)

검사는 후두 축 돌출을 기준으로 매달린 수직추로 평가한다. 후두부 돌출부와 골반 사이의 정렬을 평가해야 한다. 정상적인 상태에서, 수직추는 줄 중앙에 위치해야한다. 왼쪽 또는 오른쪽의 간격은 측만증을 나타낼 수 있다(그림 2.6).

반대로 균형잡힌 후두 축은 척추측만증의 교정에 유리한 예후 인자이다.

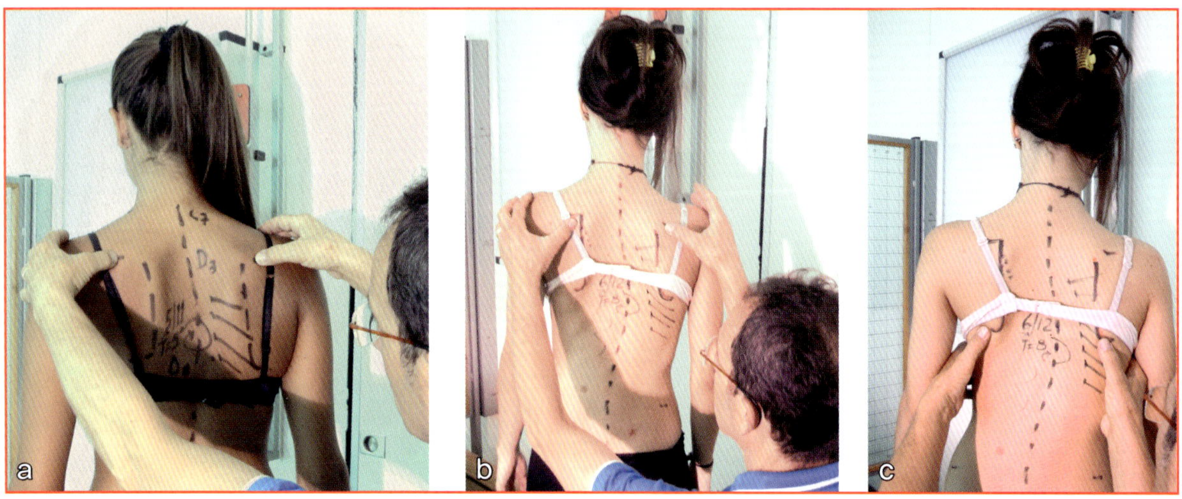

그림 2.4 – 자세 운동학적 검사, 정면 형태학적 검사: 견갑골과 어깨의 대칭성, 상측 윤곽 (a, b) 및 하측 윤곽 (c).

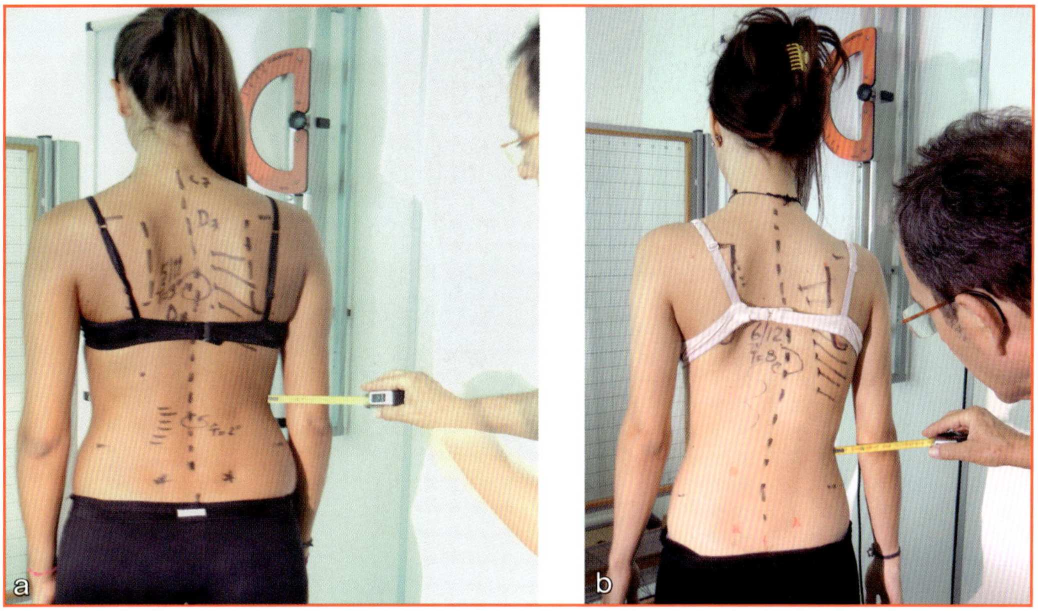

그림 2.5 - 자세 운동학적 검사, 정면 형태학적 검사 : 콥스 삼각형(Cobb's triangle)의 측정.

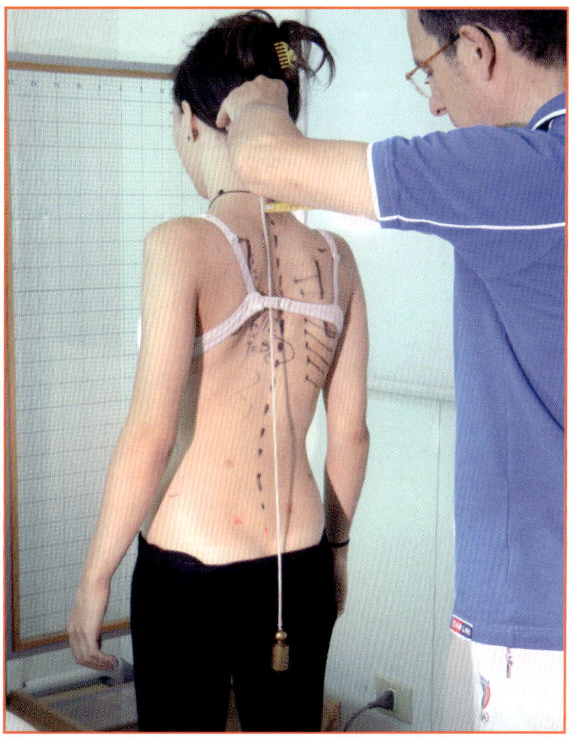

그림 2.6 - 자세 운동학적 검사, 정면 형태학적 검사 : C7에서 척추에서 각도 측정.

2.2.4 신체의 다른 부위에 영향을 주는 이상증상 (Anomalies Affecting Other Parts of the Body)

완전한 형태학적 검사는 신체의 다른 부분, 특히 흉부, 무릎, 발, 악관절 및 치아 폐색 관련 문제의 모든 이상을 고려해야 한다(그림 2.7). 발바닥 지지대의 평가는 포드스코프(podoscope)를 사용하여 수행된다(그림 2.8).

2.2.5 시상 곡선의 분석 (Analysis of Sagittal Curves)

시상면에서 척추의 곡선 분석은 지극히 중요하다. 측정은 환자가 서 있는 상태에서 이루어지며, 수직 추(plumb bob)와 강성 측정 장치로 만든 측면(옆면) 평면에 대한 평가가 필요하다(그림 2.9). 아래에는 세 가지 적절한 측정 포인트가 나와 있다:

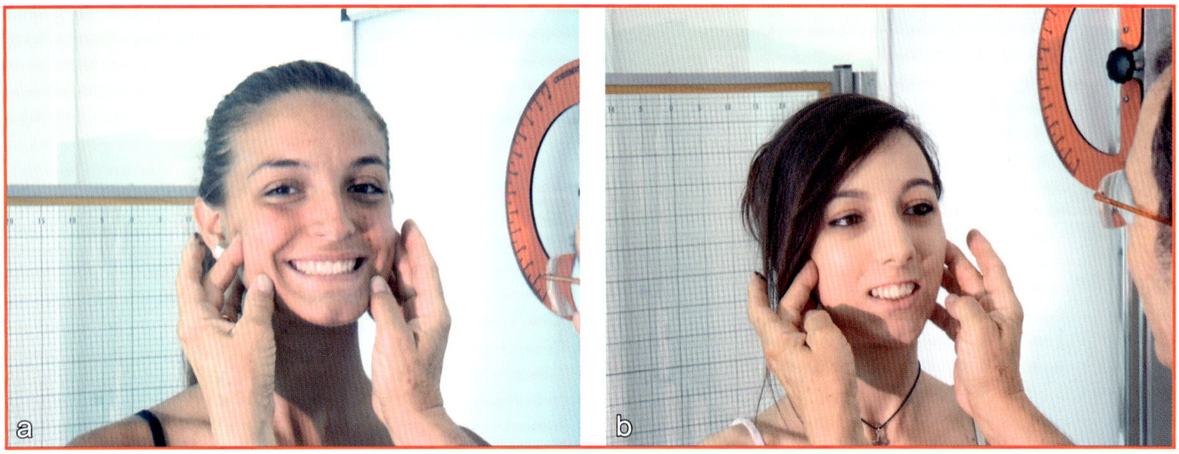

그림 2.7 – 정면 검사 : 치아 폐색의 검사.

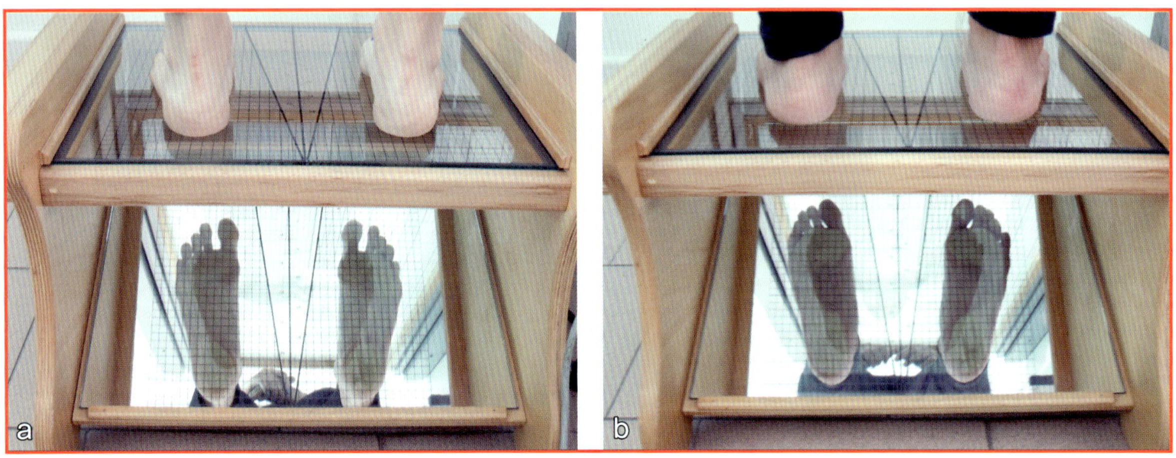

그림 2.8 – 포드스코프(podoscope)를 이용한 발바닥 지지대의 정면 검사.

- C7 (최대 볼록면);
- T12;
- L4 (최대 오목면)

그림 2.10은 시상면의 곡선의 일반적인 매개 변수를 보여준다.

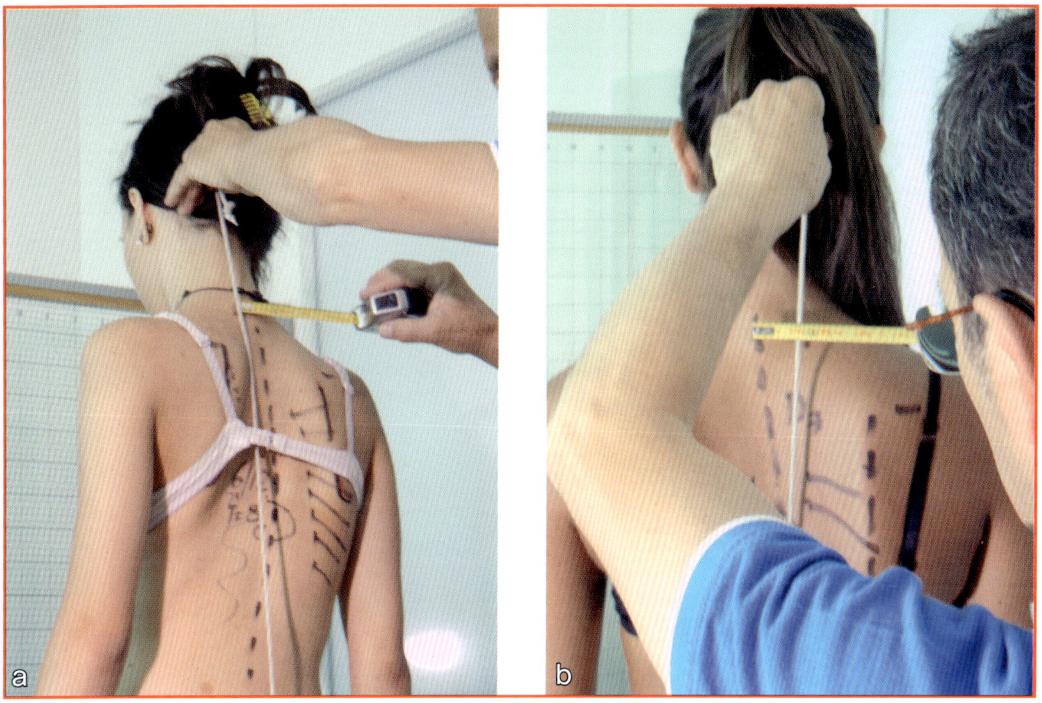

그림 2.9 – 복강/외측 운동학적 검사: C7에서 후만의 측정(T12에서도 반복 측정).

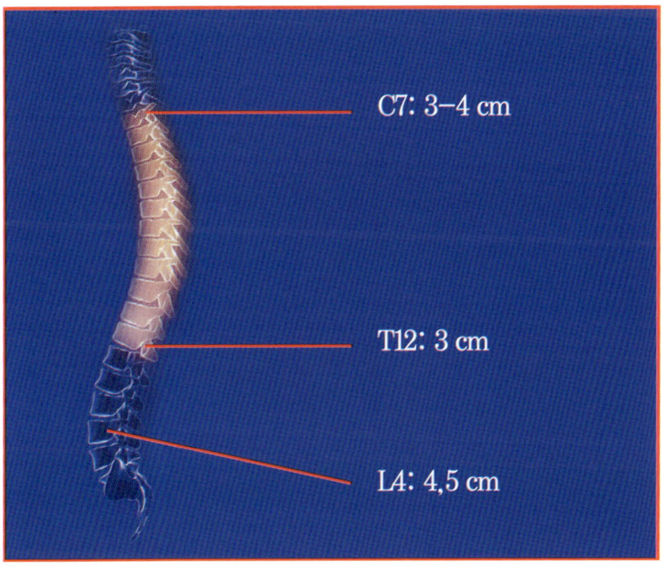

그림 2.10 – 시상면의 커브의 정상적인 매개 변수.

2.2.6 골반의 균형 (Balance of the Pelvis)

환자가 직립 자세로 서 있을 때 골반의 균형을 주의 깊게 평가하여, 이상 운동이 있는지 보아야 한다.

랜드마크 포인트는 장골극이다(그림 2.11).

평가는 전방 및 후방 정면 모습으로 측정한다.

- 전상 장골극 (ASIS)
- 후상 장골극 (PSIS)

2.2.7 융기 측정 (Measurement of Humps)

융기 평가 및 측정은 각각 전방 굽힘 자세(굴곡 검사 또는 아담스 테스트)에서 수행된다. 굴곡 검사는 하체를 긴장상태로 유지하면서 수행되는 몸통의 전방 굴곡으로 이루어지며 융기와 융기 전체를 평가할 수 있다. 측정은 2개의 도구로 수행된다: 측만계와 기보 미터는 모든 융기에 대해 반복된다(그림 2.12).

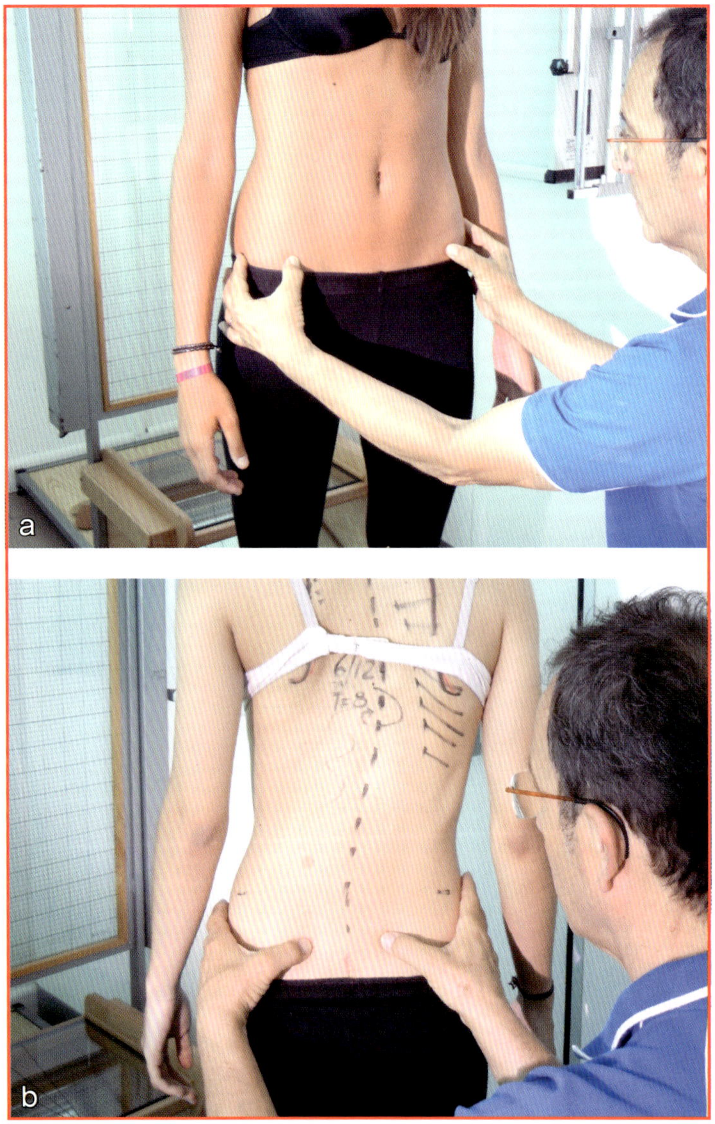

그림 2.11 – 골반 균형 : 전-상 장골극 (a)과 후-상 장골극의 평가 (b).

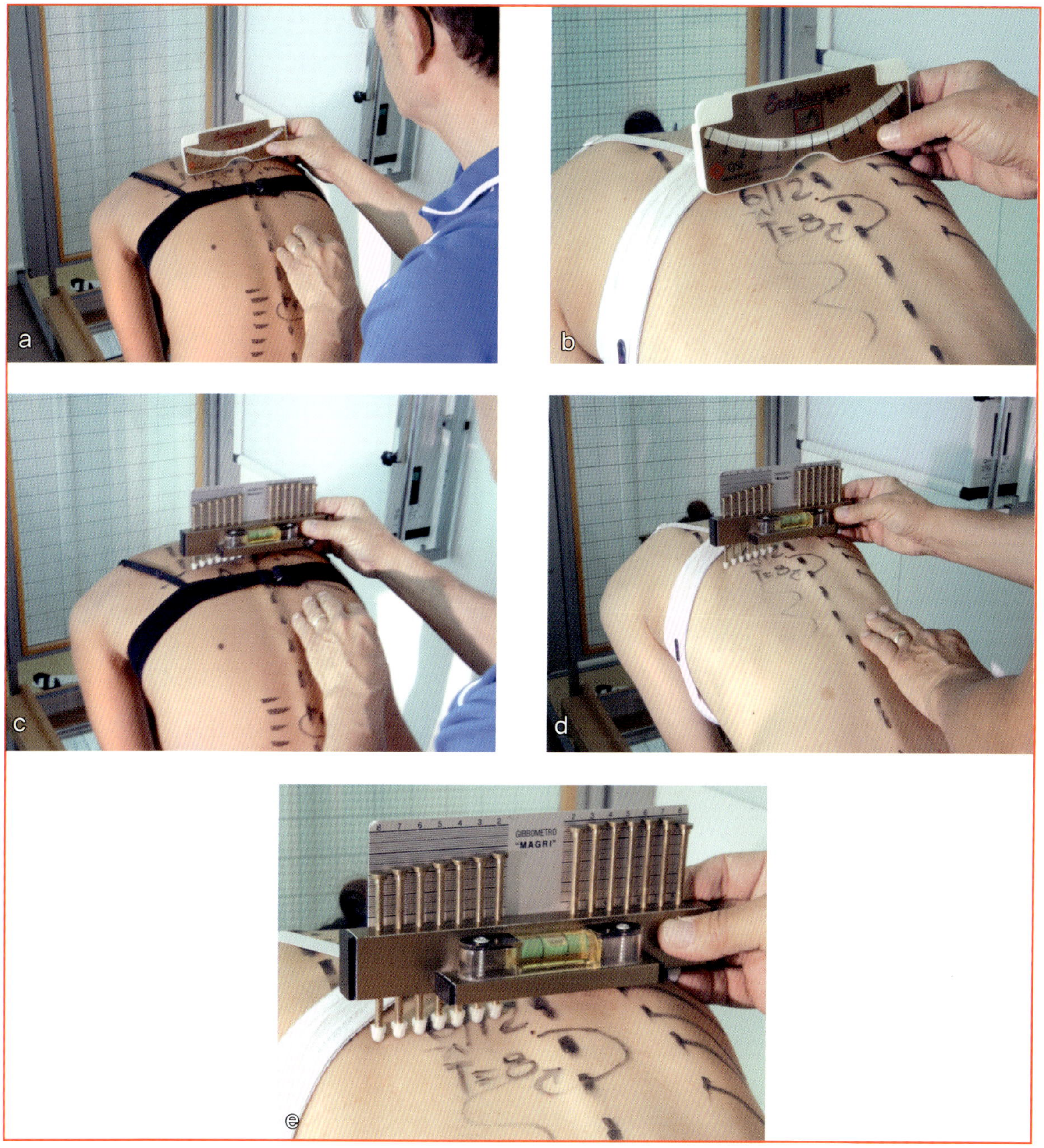

그림 2.12 – 전방 굽힘을 동반 한 후방 운동학적 검사. (a, b) 측만계(Scoliometer)로 척추의 비틀림 정도를 측정한다. (c, d) Magri gibbometer로 융기(hump)의 측정 (밀리미터 단위로 표시); (e)기구 확대도.

측만계(scoliometer)는 척수의 비틀림 정도를 객관적으로 측정한다.

Magri gibbometer는 융기 높이를 밀리미터 단위로 계산한다.

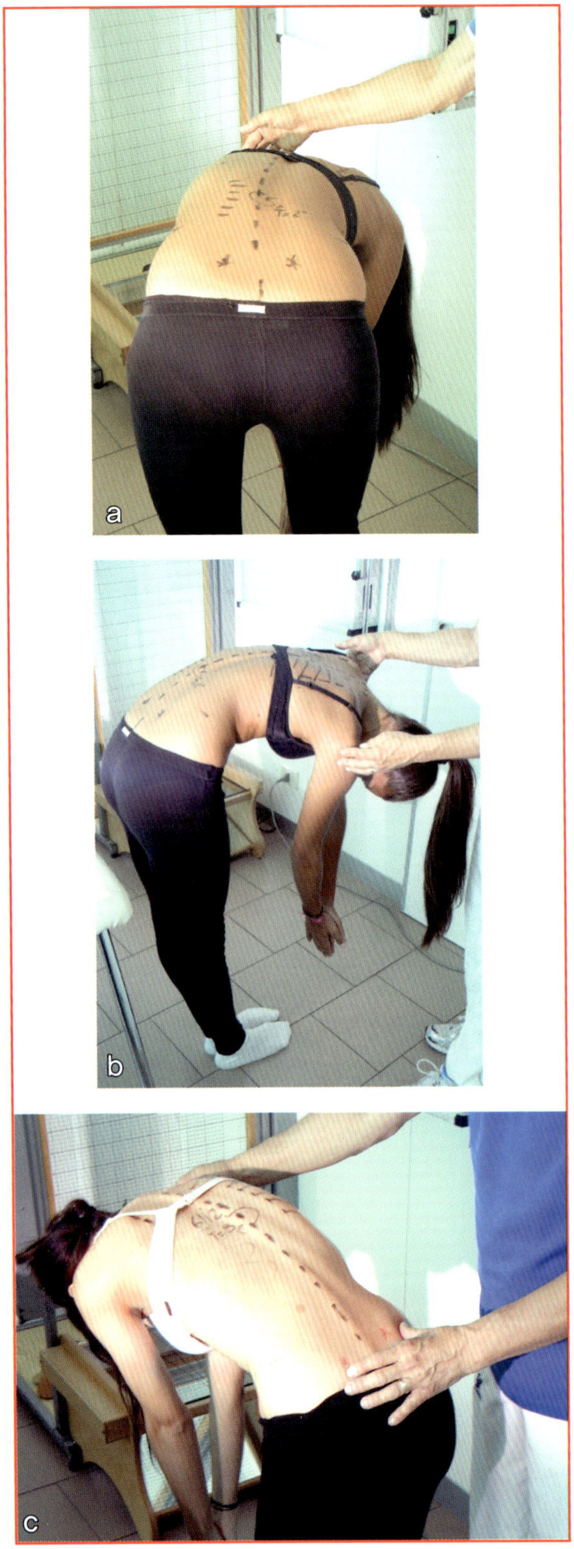

그림 2.13 – 측만 커브의 환원성 검증을 위한 측 방향 굽힘 위치에서의 평가 (a); 오른쪽 측면도 (b) 왼쪽 측면도 (c).

2.2.8 척추 측만 커브의 환원성 평가 (Evaluation of Reducibility of Scoliotic Curves)

환자는 이전 평가에서와 같이 전방 굽힘 자세를 유지한 다음 위쪽 몸통을 오른쪽과 왼쪽으로 교대로 움직여 측면 굽은 위치로 천천히 이동한다(그림 2.13). 이렇게 하면 정의된 매개 변수에 따라 측만 곡선 감소 가능성을 평가할 수 있다.

- \+ 완전 환원;
- ± 불완전한 환원성;
- − 비 환원성.

\+ 기호는 측면 굴곡 시 소위 "역 융기(inverted hump)"를 나타내며, 유리한 예후(비구조적 척추측만증)의 신호이다.

± 기호는 중간 굽힘을 나타내며, 측면 굽힘 중에 융기(hump)의 소실로 입증된다. 마지막으로, − 표시는 구조 척추측만증(불리한 예후)의 경우 곡선의 비 환원성을 나타낸다(그림 2.14).

2.2.9 Standing x-ray 평가

환자가 서 있는 상태에서의 전방 엑스레이 평가는 척추다리(vertebral peduncles)의 회전정도(degree of rotation)를 평가할 수 있다. 척추 골격의 경우, 정상 위치(일반적으로 모두 보임)에서 점진적 병리학 위치까지 범위가 완전히 숨겨진다(그림 2.15).

- 0 축 (정상 위치);
- 1+;
- 2+;
- 3+;
- 4+ 완전히 숨겨진 각

우리는 x–ray가 2차원 이미지이지만, 척추 측만은 3차원 기형임을 상기시킨다. 또한 디지털 형식 참조에 대한 현대적 변화로 인해 기존 필름 방식보다 측정

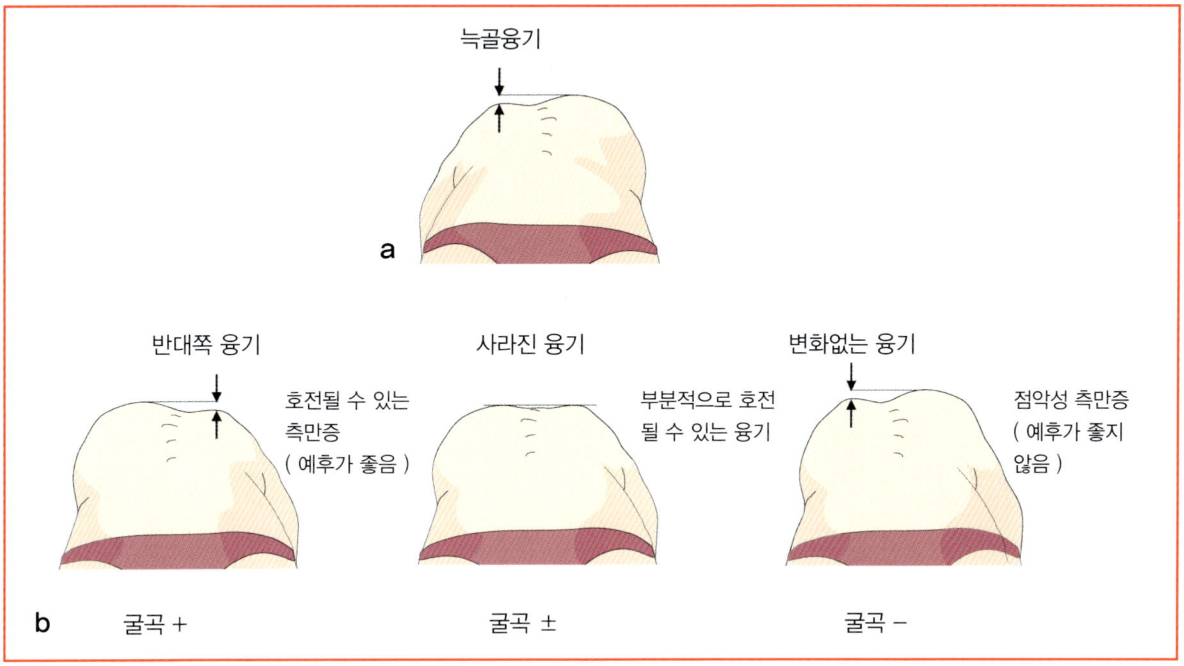

그림 2.14 – 완전한 환원성 불완전한 환원성과 비 환원성의 3 가지 사례에서 전 측면 굴곡 위치(a)에서 측 방향 굽힘(b)으로 가는 척추 측만 커브의 환원성 평가.

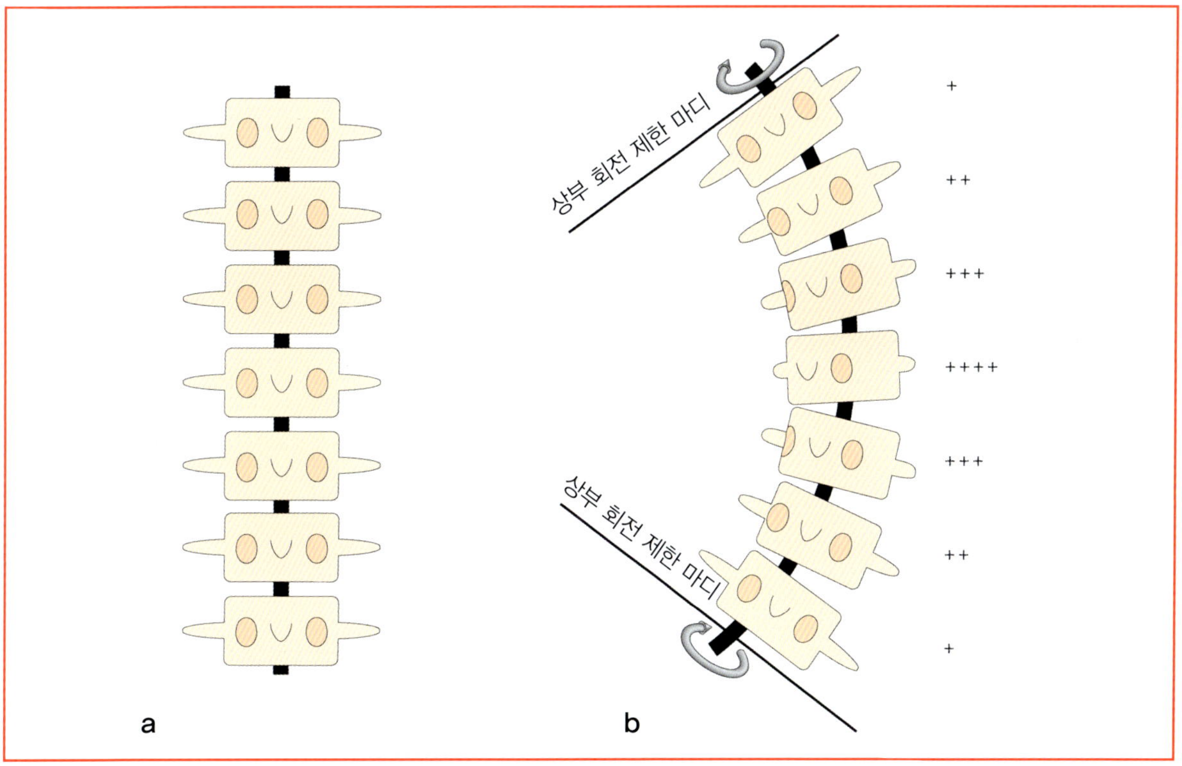

그림 2.15 – 척추 회전각 : 정상 척추의 정면도 (a) 및 구조적 측만증(b).

이 어려워지고 이미지가 사실이 아니기 때문에 오류가 증가한다. 적절한 측정을 위해서는 이미지의 미터법 눈금의 정확도가 기본이다(실물 보다 작은 눈금의 그래픽 표현은 해석 시 오류의 가능성을 높인다).

오늘날에는 3차원적으로 척추를 분석하는 래스터 스테레오그래피(raster stereography) 형식이 존재한다. 이 분석법은 매우 정확하며 비침습적이다.

2.2.10 리서 테스트 (Risser Test)

뼈의 성숙 지수를 결정하기 위해 골반의 x-선을 사용하여 장골 뼈의 골화의 핵이 있는지 여부를 관찰한다(그림 2.16). "리서 사인(Risser' s sign)"이라는 용어는 핵이 없는 상태에서 외형(Risser 1), 핵이 더 형성되는 상태 (Risser 2), 장골극(Risser 3)과

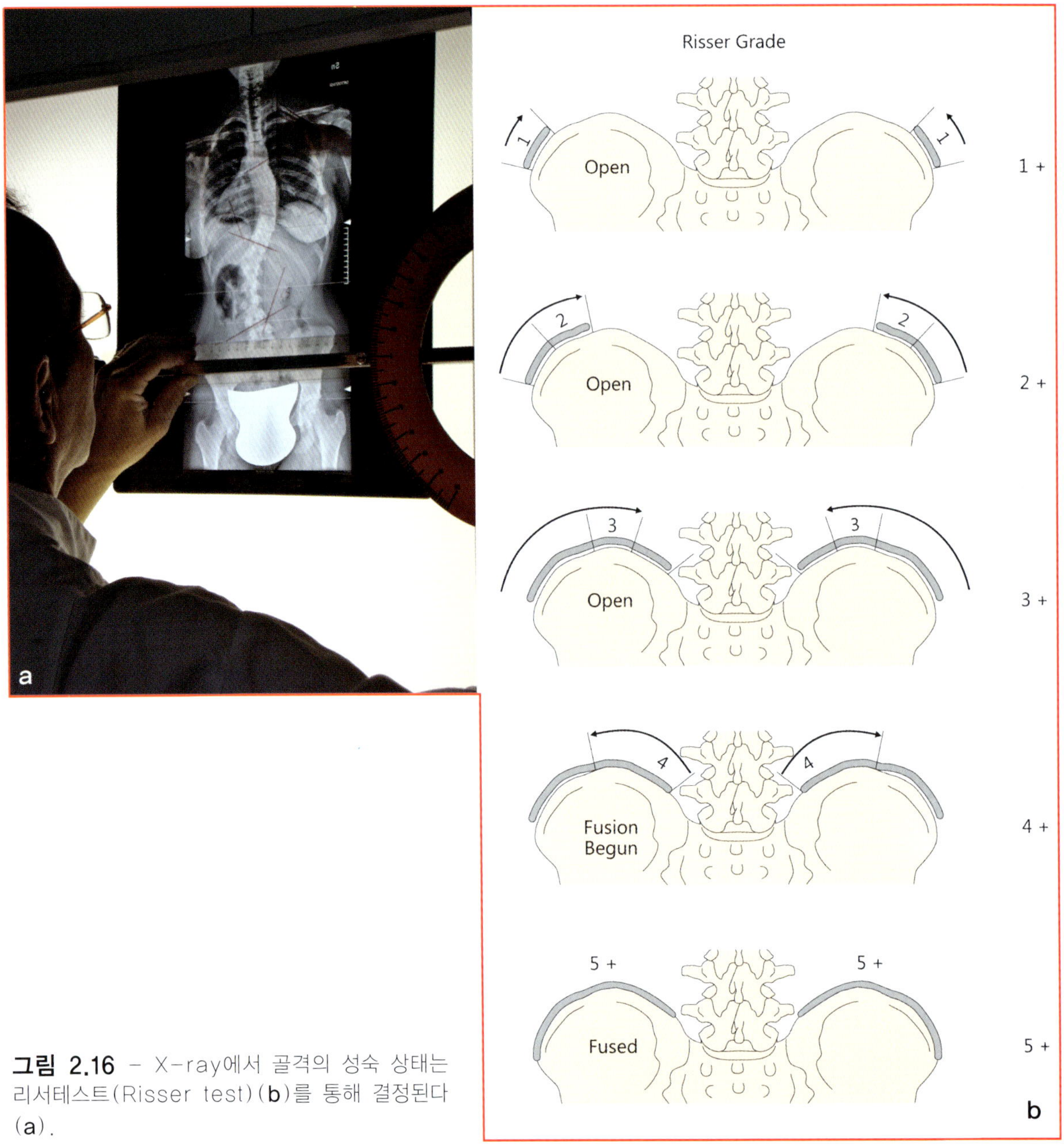

그림 2.16 - X-ray에서 골격의 성숙 상태는 리서테스트(Risser test)(**b**)를 통해 결정된다(a).

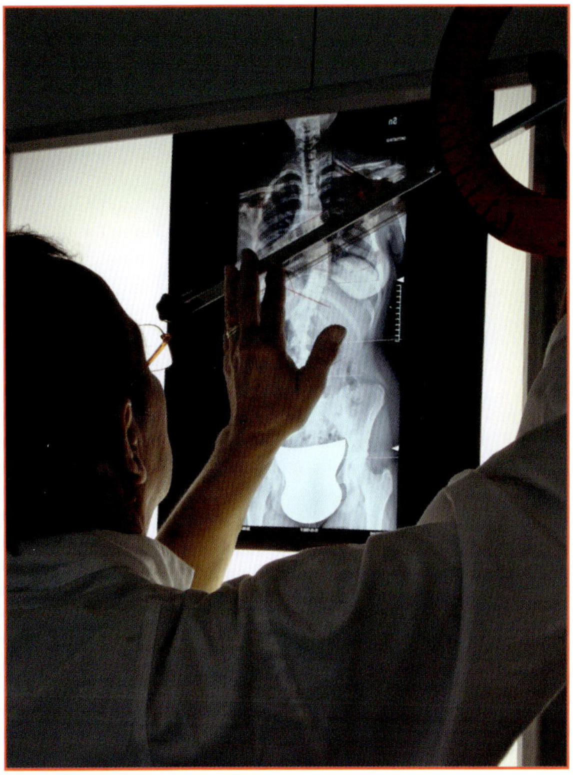

그림 2.17 – 늑골 자체의 세로축을 보여주는 x-ray에서 늑골의 경사도 관측.

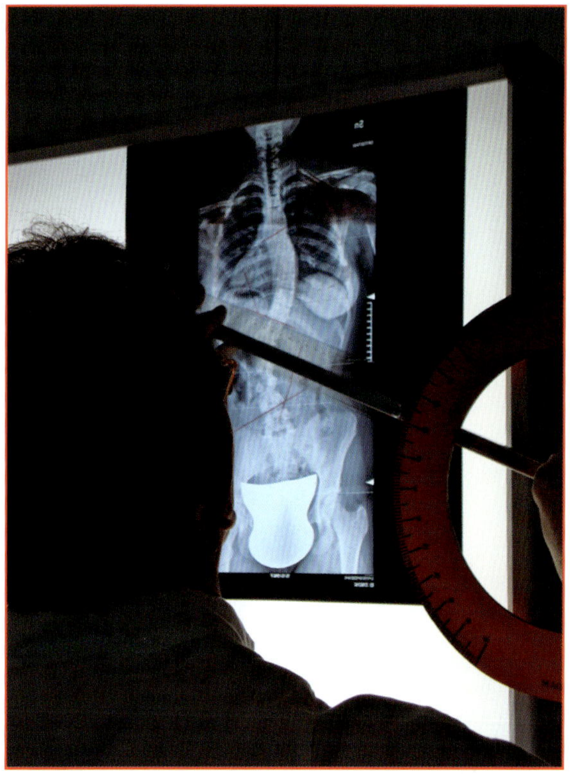

그림 2.18 – 측만각 (콥스각-cobb's angle) 측정 : 상부 및 하부 말단 척추를 찾고 횡축에 수직인 선을 긋는다. 이것들은 교차하여 커브의 각도를 형성한다.

융합되는 상태, 내측 확장(Risser 4), 장골까지의 융합(Risser 5, full bone maturity)을 나타낸다.

2.2.11 늑골의 경사도 관측 (Observation of Obliqueness of Ribs)

이 관찰은 또한 정면에서 볼 때 참조 용 x-ray로 수행된다. 검사는 오목한 부분에서 수평으로 오게 되는 늑골의 모든 경우를 검사하고 척추 측만 커브의 볼록 부분에서 수직으로 오게 된다(그림 2.17).

2.2.12 척추측만증, 측만각(콥스각)의 측정 (Measurement of Scoliosis, Cobb's angle)

Magri Cobbmeter를 이용한 측정은 실수 가능성을 줄이기 위해 정면 x-ray에서 이루어진다. 이 장치는 적절한 측정을 용이하게 한다. 이 계측기를 사용하여 상부 및 하부 말단 척추를 나타내는 2개의 직선을 찾는다. 두 측정값의 합은 척추 측만 커브의 정도를 나타낸다(그림 2.18). 측정은 2개의 경계선에 수직인 직선을 찾은 후에 고니오미터(goniometer)로도 얻을 수 있다. 두 선의 교차점은 측만 커브의 정도를 나타낸다.

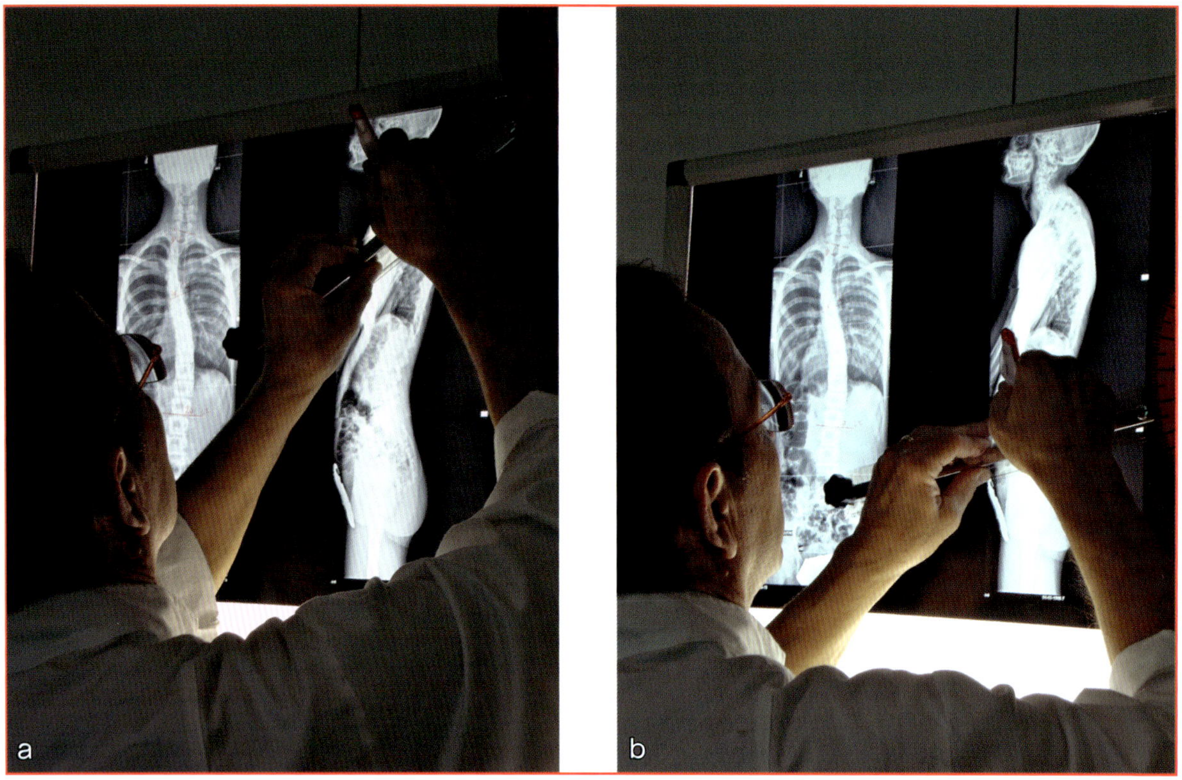

그림 2.19 – 척추 후만–전만 커브의 각도측정 : 후만 커브 (kyphotic curve) (**a**); 척추전만 커브 (**b**).

2.2.13 전만 커브 각 측정 (Measurement of Lordotic Curvature Angle)

이 측정은 측면에서 x–ray로 측정한 것으로 Magri Cobbmeter 기기를 후만 볼록면의 상한 경계 척추와 정렬한 다음 하한경계 척추와 정렬하여 얻는다. 전만 곡선에 대한 유사한 측정이 이루어진다. 상한선과 하한선의 접선이 되면, Magri Cobbmeter는 척추 측만 커브의 각도를 신속하고 직접적으로 읽을 수 있게 한다(그림 2.19).

2.3 기능 운동학적 검사 (Functional Kinesiological Examination)

기능 운동 검사는 환자의 관절 운동성과 근육 긴장의 트로피즘(tropism–비대칭성 면관절)을 평가한다.

시험의 목적은 의료 정형 또는 임상 검사에 동화 될 수 있는 평가가 아니지만 치료사에게 운동센터에서 개인화 된 작업을 구현하고, 지속적으로 업데이트 할 수 있는 능력을 부여하는 역할을 한다.

Rovatti Method에 의해 제안된 시험은 아래에 설명된 일련의 평가를 통해 제정된다. 이 장의 그림은 동일한 검사를 측만증 정도가 심한 다른 2명의 환자에서 시행한 것을 보여준다. 이러한 즉각적인 비교는 소개된 평가의 이해를 용이하게 한다.

2.3.1 장요근의 과신장성 검사 (Hyperextendibility of the Psoas)

검사는 바로 누운 자세로 시행되며, 천골은 테이블 가장자리에 위치한다. 검사할 쪽 다리(그림 2.20 오른쪽 사지)는 그 장력을 평가하기 위해 수동적으로 떨어뜨린다. 반대쪽 다리는 검사를 무효화시킬 수 있는 허리 보상을 피하기 위해 가슴 쪽으로 당긴다.

2.3.2 골반과 복부의 후방경사 (Retroversion of the Pelvis and Abdominal Hold)

테이블에 바로 누운 자세에서, 환자는 무릎을 구부린 상태로 유지한다. 검사 전에 환자는 어떻게 골반 근육 수축과 골반의 후방경사가 동시에 일어나는지를 인지하고 유지하는 법을 배워야 한다.

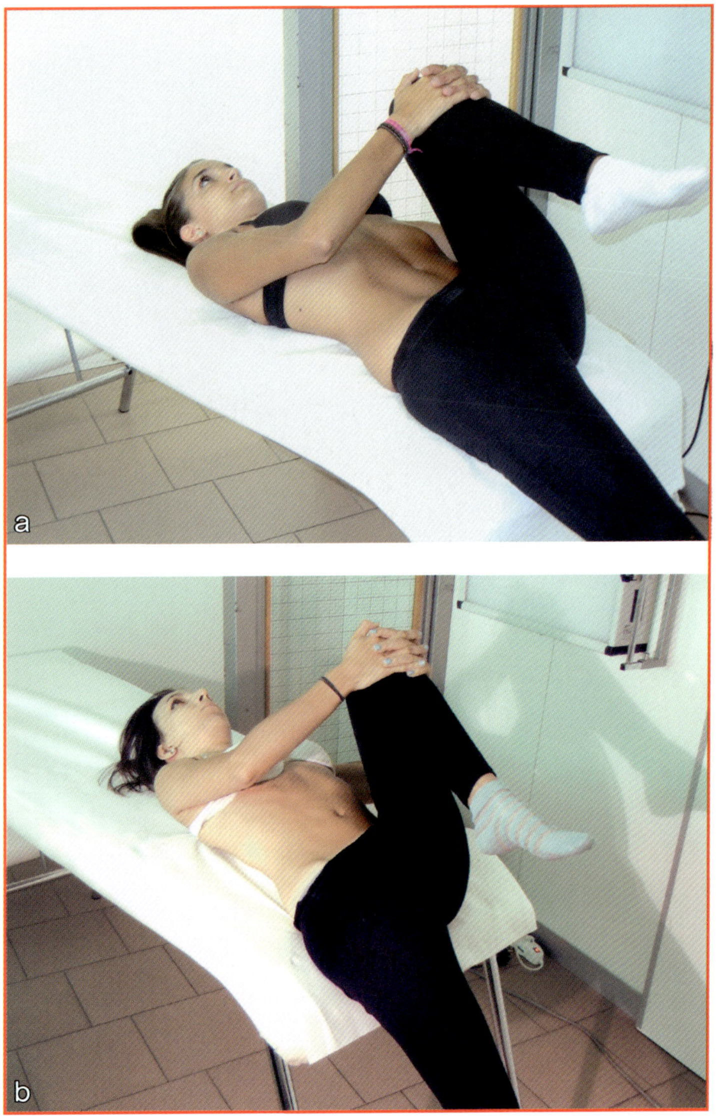

그림 2.20 – 기능 운동학적 검사 : 장요근의 과신장성 검사. 긴장성이 많은 근육 (a)은 장요근의 신장을 더 어렵게 만든다. 느슨한 근육 (b)은 환자의 신장력 끝부분까지 수행하는 것을 촉진한다.

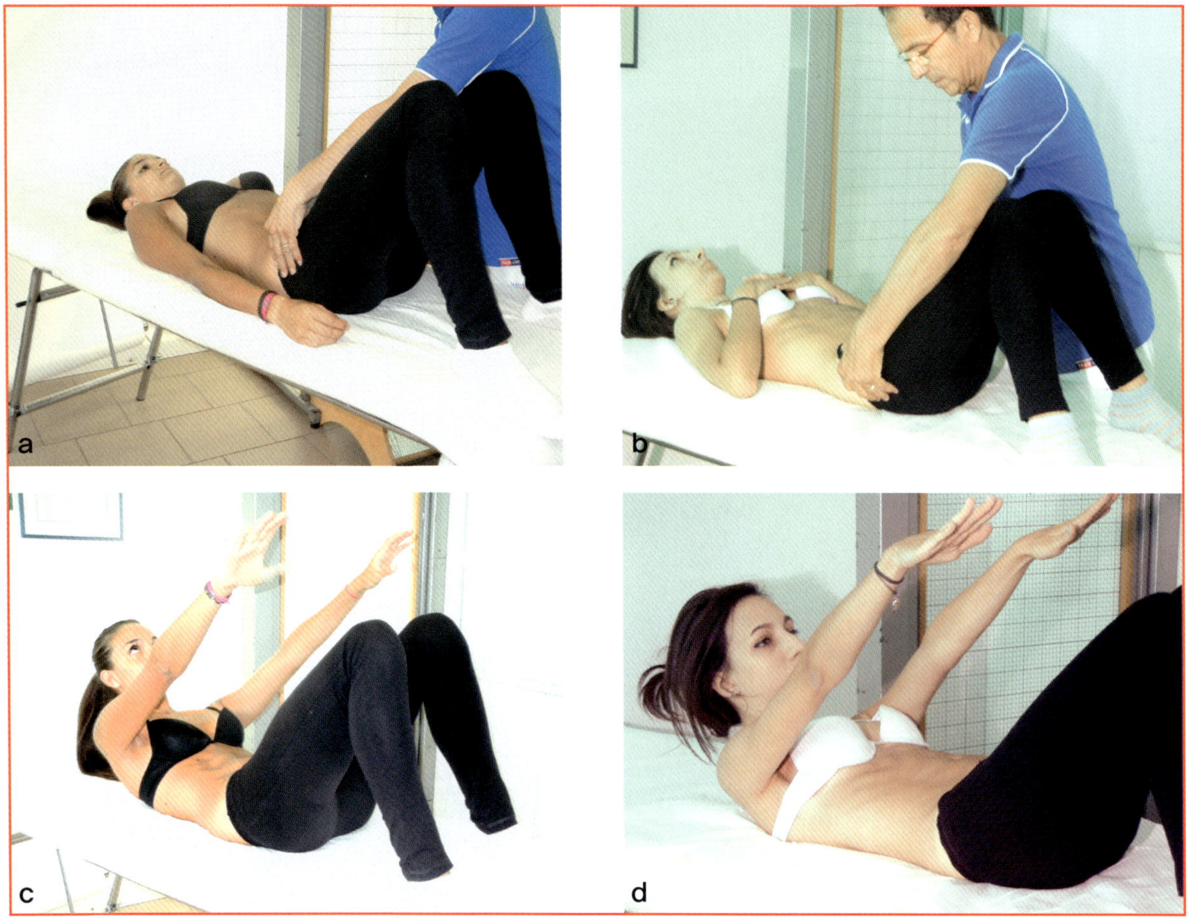

그림 2.21 – 기능적 운동 과학적 검사 : 앞에서 설명한 두 가지 사례 (a, b)에서 골반 후방경사 위치의 학습; 복부 유지 평가. 환자 (c)는 척추 후만증에 성공하는데, 두 번째 경우 (d)에는 척추측만증의 진단이 더 심하며 척추를 후만 변형으로 가져 오는데 어려움이 있다(편평한 척추의 경우).

일단 적절한 후방경사 자세에 도달하면, 복부근육(주로 복직근)에 강한 긴장이 느껴질 때 머리와 팔을 전방으로 약간 들고 유지한다.

이 검사는 복부근육의 근력과 긴장 강도, 척추 후면가동 및 근육의 긴장도를 평가한다(그림 2.21).

2.3.3 코어의 전방 굴곡 (Anterior Flexion of the Core)

이 검사는 상반신의 전방 굴곡 검사, 굴곡 테스트 또는 아담 테스트(Adam' s test)라고도 하며, 융기의 측정 및 커브 감소 가능성(reducibility)에 대한 평가뿐만 아니라, 척추의 기능적 평가와 척추의 후면가동의 용적 능력을 평가할 수 있다.

2.3.4 가슴 근육의 후인 (골반 후방경사) (Retraction of Pectoral Muscles) (Pelvis in Retroversion)

이 검사는 가슴 근육의 저신장성을 평가한다. 이는 테이블에서 수행되며, 환자는 무릎을 구부린 상태에서 바로 누운 자세로 누워 있다(그림 2.22).

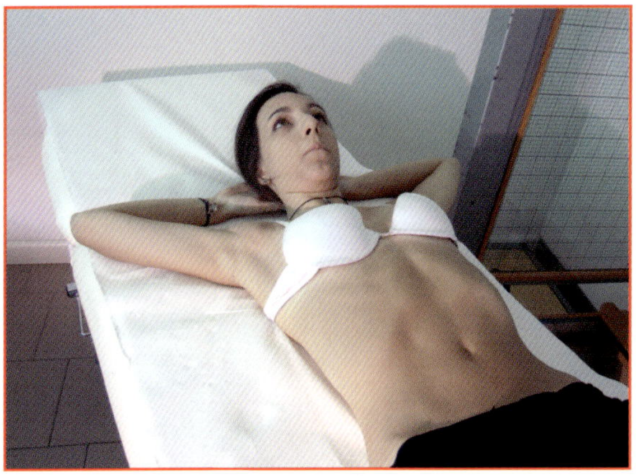

그림 2.22 – 기능 운동학적 검사 : 가슴근육의 후인.

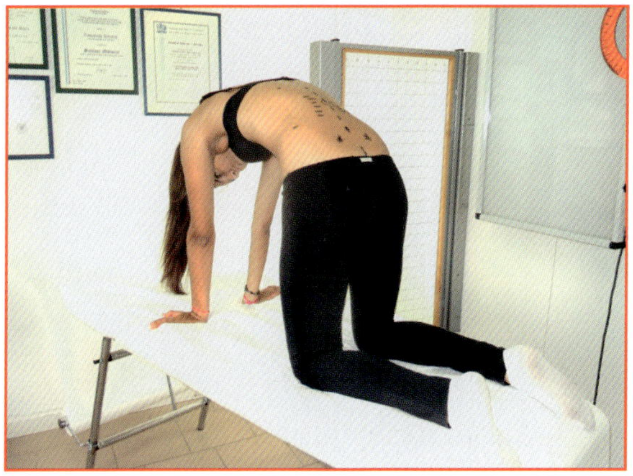

그림 2.23 – 기능적 운동 과학적 검사 : 능동적인 후면가동(kyphotization).

2.3.5 능동 후면가동 (Active Kyphotization)

척추의 활발한 능동 후면가동은 특히 중요하다.

환자는 손과 무릎에 테이블 위에 놓여 있다. 체중은 팔과 다리에 골고루 배부되며, 어깨가 운동에 참여하기 쉽도록 손이 회전된다. 골반 후방경사 상태로 유지하면서 적극적으로 후만 변형을 유도하도록 환자에게 요청한다(그림 2.23).

2.3.6 능동 측방 기울기 (Lateral Active Inclination)

검사는 환자와 함께 선 자세로 수행되며 후방 관상면에서 평가된다. 몸체는 좌우로 교대로 능동적으로 측방굴곡을 시키며, 관상면에서 코어의 유연성과 왼쪽과 오른쪽 사이의 비대칭을 평가하기 위해 측정 스틱으로 손과 땅 사이의 거리가 측정된다 (그림 2.24).

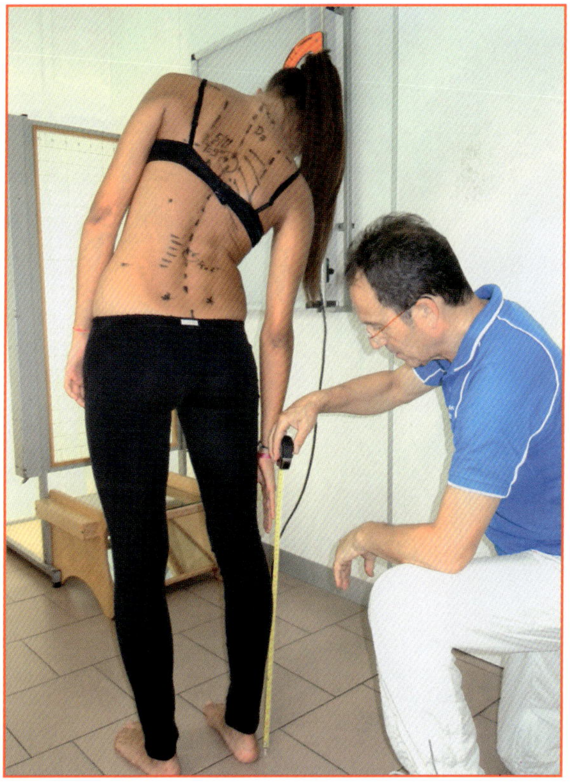

그림 2.24 – 기능 운동학적 검사 : 전두면에서의 상체의 측면 굴곡 (코어 운동성–core mobility) 측정.

2.3.7 안구 운동 검사 (Ocular-motor Test)

환자는 한 발과 다른 발 사이에서 몇 번의 작은 점프를 수행해야 하며 동시에 한 손과 다른 손 사이의 바톤(baton)을 교환한다. 이 테스트는 손과 눈의 조절 및 조정 능력을 평가한다(그림 2.25).

2.3.8 조정능력 평가 검사 (Coordinative Capacity Evaluation Test)

마지막으로, 많은 환자들이 균형 문제를 갖고 있기 때문에, 환자의 조정 능력(조정, 리듬, 손재주, 균형) 및 고유감각 시스템의 부족한 부분이나, 고유수용감각 또는 평형감각 정보의 결핍을 평가하기 위한 몇 가지 검사가 수행된다. 수행된 테스트의 예: 엎드린 수평 위치에서 한쪽 다리로만 편 상태로 (오른쪽과 왼쪽으로 번갈아 가며) 균형을 맞추고 적어도 10초 동안 균형을 잡을 수 있는 능력을 평가한다. 똑바로 선 상태로, 한쪽 다리에서 균형을 잡은 상태에서 다른 쪽 다리를 들어 올리고 환자는 12초 동안 균형을 유지해야 한다. 이 경우에도 반대쪽 다리를 들어 올린 후 시험을 반복한다(그림 2.26).

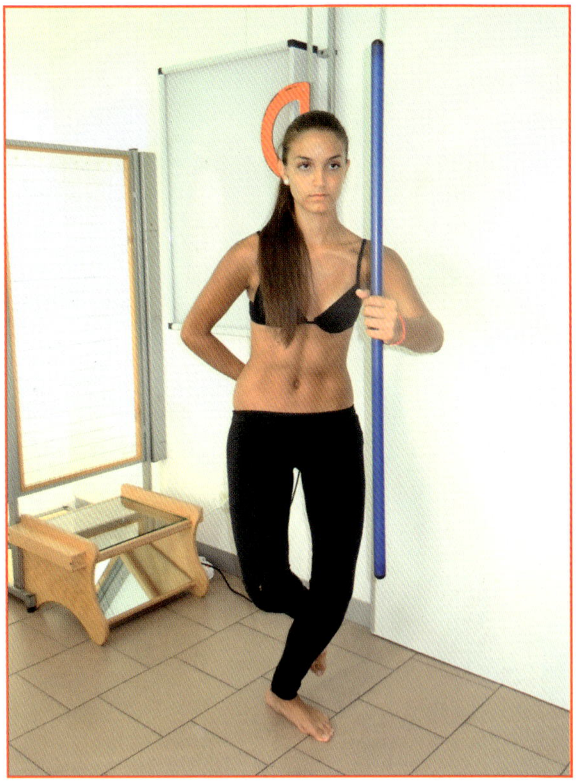

그림 2.25 – 기능 운동학적 검사 : 안구 운동 검사.

검사는 눈을 뜨고 수행 한 다음 눈을 감은 상태에서 반복한다.

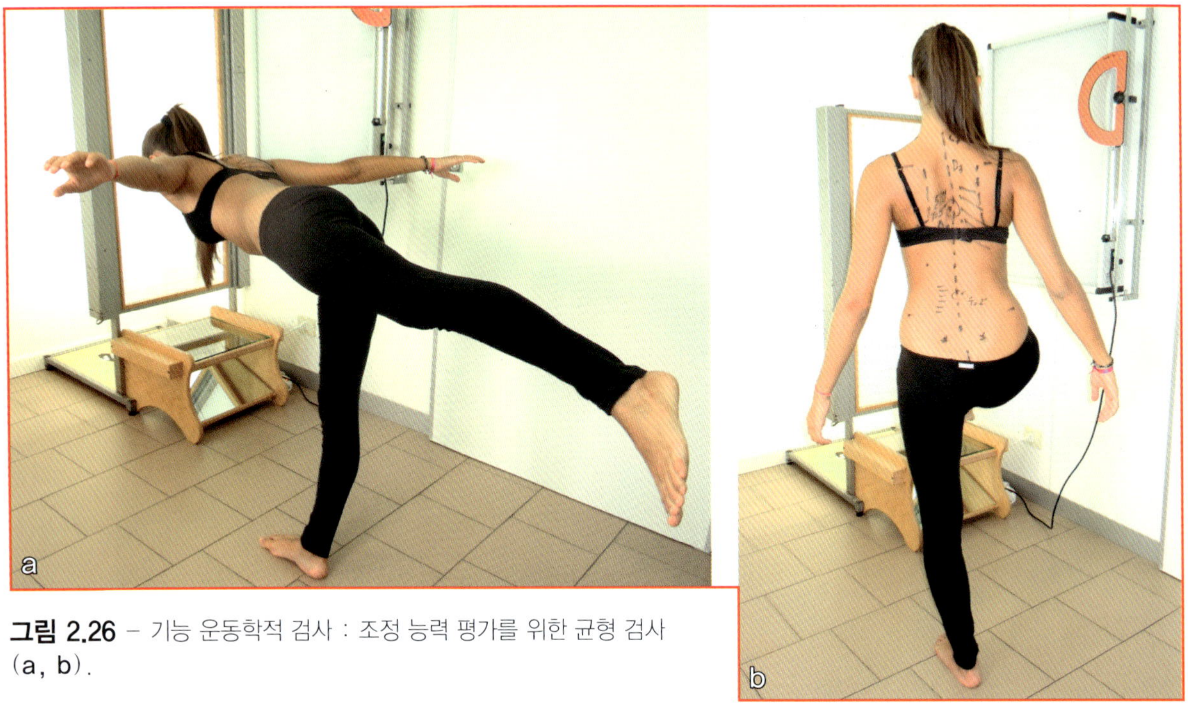

그림 2.26 – 기능 운동학적 검사 : 조정 능력 평가를 위한 균형 검사 (a, b).

2.4 정형외과 브레이스의 가능한 평가 (Possible Evaluation of Orthopedic Corset)

전문의가 정형외과 브레이스(corset)를 처방한 경우 치료사 또는 운동치료사는 사용법, 식이 지침, 시력 및 정형외과 – 생리학 데이터 비교 등 평가 세션이 끝나면 개인 기록 보고서를 작성해야 한다.

2.5 상담 (Counseling)

청소년 및 청소년과 관련된 특발성 척추측만증 치료를 위한 운동치료학적 요법의 경우, 청소년과 가족과의 초기 정보 면담부터 다른 가족 구성원의 적극적인 참여를 위한 상담 서비스를 실시해야 한다. 청소년 환자의 측만증 치료 및 관리에 있어 가족 구성원의 책임을 전제로 하는 것이 중요하다. 가족에게는 시력 교정 계획, 척추 운동 치료 기간, 시행되는 구체적이고 개인화 된 작업 계획 및 작업 자체의 목적과 관련하여 적절한 응답이 제공되어야 한다.

실제로, 척추측만증을 앓고 있는 사춘기 환자는 기형이나 척추 만곡뿐만 아니라, 치료 및 재활 경로를 받아들일 수 있는 어려움 때문에 심리적인 문제가 있을 수 있다는 점을 다시 강조해야 한다. (특히, 브레이스의 정형외과 처방). 우리의 경험에 비추어 볼 때, 전문 팀에서의 일이 최고의 결과를 가져 왔다. 팀은 운동요법사 및 정형외과 전문의, 정형외과 기술자, 물리치료사, 신경외과 전문의 및 심리학자 외에도 환자에게 필요한 전문 인력으로 구성되어야 한다.

2.6 개인 맞춤형 작업 계획과 운동학적 프로토콜 (Personalized Work Plan and Kinesiological Protocol)

일단 수행 가능한 운동 유형과 순서가 선택되면 교정 프로토콜의 적절한 구현을 위해(반드시 개인화해야 함), 치료 전문가는 자신의 기술적 지식과 경험을 바탕으로 정기적인 검진을 통해 각 운동의 강도, 기간, 리듬 및 난이도와 관련된 매개 변수를 조정한다(표 2.1).

표 2.1 개인화 된 작업의 목표

• 자신의 신체에 대한 이해 증진
• 공간에서 자신의 몸에 대한 연구
• 복부 근력 강화, 특히 복횡근과 복사근
• 대외수용성 및 고유수용성(관절, 인대 및 근육 수용체)을 증가시키기 위한 조정 능력 향상
• 결함에 대한 인식 확보
• 더 큰 척추 안정성을 위해 코어에서의 근력 강화
• 하중에 의한 영향을 줄이기 위해 보다 강한 자세 긴장을 찾기
• 보다 효과적인 발전 효과를 위해 호기 중 작업에 집중하기
• 자신의 특정 업무 프로그램에 보다 적극적으로 참여하기 위해 시각적인 측면을 추구하면서 더 큰 심리적 동기를 얻고, 업무의 가능한 정도까지 실행

운동은 지속적으로 평가되고, 치료사는 환자의 고유수용성 능력 용량 증진을 위해 새로운 동작을 소개하는데 신경써야 한다. 치료사에 의해 수정된 운동을 환자는 습득해야 한다.

2개 이상의 탄력밴드를 동시에 사용해야 하는 몇 가지 교정 운동은 실제로 환자의 일정 수준의 고유수용성 능력과 운동에 대한 인식을 필요로 한다.

자세 기능 운동학적 검사에서 발견된 데이터는 작업 프로토콜의 구현에 관심이 있는 여러 매개 변수를 평가하는 역할을 한다. 선택한 운동은 전반적으로 운동 치료적 방법을 따른다.

3

Rovatti Method®

신체의 새롭고 정확한 정신적인 이미지를 교정하고, 세련시키고, 내면화하기 위해 자신의 자세, 반응 및 보상에 대한 의식을 얻는다. 이것은 Rovatti Method ®의 특정 작업 프로그램의 접근과 목적을 간략하게 요약한 것이다.

Rovatti Method®의 이론적 근거는 Lyonese 학교에서 파생되었으며 새로운 방법을 제안하고 지정된 목표에 도달하기 위해 이러한 기본 개념에서 시작된다. 탄력밴드의 사용이 연구되어 척추의 재활 및 재형성을 위한 가능성으로 적용되고, 세 가지 공간 전부에 대한 교정을 요구한다.

탄력밴드는 마치 치료사의 손처럼 사용된다. 치료할 부위를 감싸고 형성하여 환자가 지각하고, 내면화하고, 스스로 교정하도록 가르친다.

3.1 새로운 신체 이미지 탐색 (Search for New Bodily Image)

자세는 Sibilla가 항상 되풀이하는 데 사용했던 다양한 생리적, 신경 감각 및 근육 시스템의 시너지 효과를 포함하는 **복잡한 운동 조정 프로세스**의 최종 결과이다. 역동적 인 상태에서 좋은 자세와 운동 조정은 적절한 자발적인 운동 "끝" , 즉 정확하게 의료 운동의 목적을 구성하는 요소의 전제 조건이다.

척추 병리학, 이형증, 그리고 진성 척추측만증의 경우, 올바른 치료 경로는 정신, 신체 이미지를 구축하고 적절한 자세를 취하는 것을 목표로 정의해야 한다. 치료사(전체 치료 팀의 지원을 받는)와 환자는 함께 일하며 환자의 요구사항, 연령 및 병리학적 시스템을 기반으로 **개별 맞춤 프로그램**을 구현한다.

소규모 그룹의 운동센터에서 수행될 수 있는 작업의 중심핵은 탄력밴드를 사용하여 수행되는 운동으로 구성된다(기본은 아래에 설명되어 있음). 이 외에도 맞춤식 작업은 탄력밴드를 사용하지 않고 수행되는 유산소 능력의 개발을 위한 일반 및 특정운동 활동 및 운동을 요구한다. 제안된 재활 프로토콜의 추가 통합 부분에는 인체 공학적 데이터와 운동 동작의 적절한 수행이 포함되어 있어 일상생활에서 반복될 수 있으며 운동센터 밖에서 특정 치료 시간을 벗어나 적절한 습관이 될 수 있다.

인체 공학은 정의에 따라 생물 의학, 공학 및 심리 사회적 특성에 대한 지식을 사용하여 조작자와의 상호 작용이 필요한 단순하거나 복잡한 시스템을 분석, 평가 및 구조화하는 기술이다. 의료 운동 분야에서 인체 공학(정적 및 동적)은 뼈-관절 구조의 생리학 및 운동 수행과 관련하여 근골격계 기능과 동의어 이다. 척추의지지 구조 사이의 통합, 수동(척추, 디스크, 인대) 및 능동적인 성격(신경근 장치)이 정상적인 척추 만곡운동으로 변환된다.

정상적인 척추 만곡의 생체 역학 기능은 중력을 사용하여 근력을 조절하고 근육 수축을 감소시킨다.

또한, 정신적인 근육 긴장(종종 척추측만증 환자의 임상 상황을 수반하는)을 줄이려는 이완 기술은 프로그램을 보완하는 데 유용하다. 운동센터에서는 이상적인 인체 공학적 조건에서 치료사의 목소리에 따라 쉽게 이완 기술을 수행할 수 있다. 환자의 최대한의 주의가 요구되며, 그들은 자신의 몸과 바닥과의 접촉, 자연 호흡에 대한 의식을 불러 일으켜 편안함을 느끼게 한다. 목표는 긴장감을 줄이고 약화시키는 것이다. 적절한 자세에 영향을 미치는 척추 통증은 불안, 스트레스 및 자기 몸의 관리 부족으로 인해 종종 발생한다.

3.2 탄력밴드를 이용한 치료 (Treatment with The Use of Elastic Bands)

Rovatti Method®의 특성과 긍정적 측면은 마치 치료사의 손처럼 탄력밴드를 사용하여 3차원으로 척추를 형성한다. 탄성에 의해 제공되는 힘 인식은 교정에 더 큰 민감성을 허용한다. 운동 동안, **호흡은 두 가지 시점**에서 발생한다: 운동 준비를 위한 초기, 간단한 흡입 단계; 뼈 관절 구조 및 폐의 탄성으로 인해 흉부 근육 수축의 긴장을 감소시킬 수 있는 제 2의 느리고 긴 호기 단계를 포함한다.

표 3.1 탄력밴드 : 목적 용도

● 균형 반응 조정
● 인식의 확보를 촉진
● 자세 교정 개선
● 호흡 운동에서 운동 패턴의 개발
● 보다 나은 신체 형성 촉진
● 교정 비대칭 운동과 대칭 보강 운동에서 더 나은 정밀도를 가짐
● 스트레칭 운동으로 척추를 수정
● 일상생활에서의 교정 운동에 대한 이해를 돕기

주의: 탄력밴드의 선택에 있어서 저항이 각기 다를 것이며 교정운동 준비에서 환자가 따라 오도록 치료사가 만들어야 한다. 동일한 운동을 시행할 때, 나이, 성별, 신장, 힘에 따라 다른 탄력밴드의 사용을 수반할 것이며, 환자와 모델이 사용하는 탄력밴드의 선택에서 다음 페이지의 그림은 실습을 위한 유일한 가능성으로 읽혀서는 안 된다.

탄력밴드의 불안정화 기능은 또한 신경운동 조절에 대한 자극이며, 고유 감수성의 감소가 있는 곳이라면 어디든지 작용할 수 있다. 표 3.1은 신축성 밴드의 사용을 통해 달성될 수 있는 목표를 제시한다.

탄력밴드는 저 자극성이고 고도로 신장 가능한 물질인 라텍스이다.

이것의 주요 특성은 움직이는 뼈대 레버에 편의성, 안전성 및 적응력, 점진적인 저항력을 가진다는 것이다. 이러한 속성은 증부하성(auxotonic)을 허용하고(증가하는 강도), 구심성과 원심성 및 등척성 운동 등 3차원 운동으로 수행된다.

탄력밴드는 다양한 강도와 내구성을 지닌 재료로 만들어지며 색상 범위(제품을 생산하는 각 회사마다 다름)로 인식할 수 있다. 치료사는 치료할 환자의 유형과 그 형태학적 특성뿐만 아니라 수행될 작업의 유형에 따라 탄력밴드의 밀도를 선택한다.

3.2.1 치료사-환자 관계 (Therapist-patient Relationship)

교정 운동의 적절한 결과를 얻으려면 치료사가 운동을 지속적으로 관찰하는 것이 결정적인 요소이다.

주의: 치료사 및 환자는 적극적으로 새로운 정신 자세를 확립하고 신체 이미지를 만들어 낸다.

주의: 치료는 개인적이고 개인화되어 있으며 경험은 공유된다.

교정 운동의 시각적 개선을 위한 치료사의 지속적인 존재는 필수 불가결하다. 적절한 모터 운동의 점진적인 내면화가 환자에게 요구된다.

치료사와 환자는 반복적으로 그리고 내면화를 위해서 뿐만 아니라 적절한 정신 운동 이미지를 만들기 위해 적극적으로 그리고 지속적으로 협력해야 한다.

이러한 이유로 Rovatti Method®는 치료사와 환자 간의 지속적인 교류와 관계의 필요성 때문에 소그룹 상황에서 개인화된 작업을 요구한다.

작업의 준비는 치료 팀이 얻은 정보 이외에 사람의 세심한 역동적인 평가 또는 보다 자세한 기능적 운동 검사의 결과에서 발생한다.

그룹에 편입될 수 있는 환자 수는 치료사의 능력과 환자의 준비 수준에 달려 있다.

3.2.2 운동 해석에 관한 노트 (Notes on Interpretation of Exercises)

이 책의 두 번째 부분 (**탄력밴드를 이용한 치료 : 특정 작업 프로그램**)에서 설명한 연습은 우리 경험에서 환자에게 제안된 것 중 가장 중요하고 널리 퍼져 있는 것이다. 특정 개인을 대상으로 한 개인화된 특정 프로토콜에서 가져온 것임을 기억하는 것이 좋다.

주의: 운동을 설명하는 도해에서 보인 환자는 일차적인 우측 흉추 그리고 이차적 좌측 요추 형태의 측만증이며 통계적으로 가장 흔히 관찰되는 측만증의 형태이다. 당연히 정반대의 상황(왼쪽 척추와 오른쪽 지면 요추-척추측만증)에서 치료사는 반대쪽에서 수행되는 운동을 하게 된다. 본문에서 남성을 사용하는 것은 단순함을 위해서이다.

따라서 이 훈련은 다른 환자의 개인화된 재활 프로토콜로 구현될 수 있지만, 치료사와 작업 팀의 통제하에 특정 사례에 맞게 조정될 수 있다.

따라서 척추측만증의 유형과 심각도로 나눈 운동은 다른 프로토콜을 수립 할 수 있도록 예제로 읽어야 한다.

또 다른 실질적인 고려사항 : 탄력밴드 운동, 특히 더 큰 복잡성을 가진 운동 (3가지 탄력밴드의 동시 사용에 대한 요구)은 **필연적으로 숙련된 환자를 대상**으로 한다. 즉, 오랫동안 시력 교정 치료를 시행하고 충분한 이해와 신체 인식을 개발한 환자, 고유수용성 자극 및 교정시력을 최소화 한 환자 등이다.

주의: 3차원적 치료 운동은 서행적이며, 지속적인 호기과정에서 이루어진다.

다른 환자들은 적절한 운동의 완전한 인식과 내면화를 얻을 때까지 자신의 몸의 반응과 교정에 항상 더 큰 고유 감수성에 대한 이해력으로 운동에 점차적으로 소개 될 것이다.

방법의 원리를 보다 명확하게 나타내려면 그림 3.1에 세 가지 기본 개념이 요약되어 있다. 연속적으로 수행할 세 가지 교정 동작은 연습 문제와 관련하여 척추 측만 곡선의 3차원 교정을 설정한다. 특히 탄력밴드의 도움을 받으면서: 척추의 **후면가동**(kyphotization), **측면가동**(lateralization), **역 회전**(de-rotation), Lyon 운동의 원리와 척추 측만의 곡선의 3차원성에 대한 직감으로부터 파생된 개념들로 3개의 평면에 대한 보정이 발생한다.

환자가 찾는 3가지 해당 힘(forces)은 가능한 경우 판독을 용이하게 하기 위해 3차원 화살표로 표시된다.

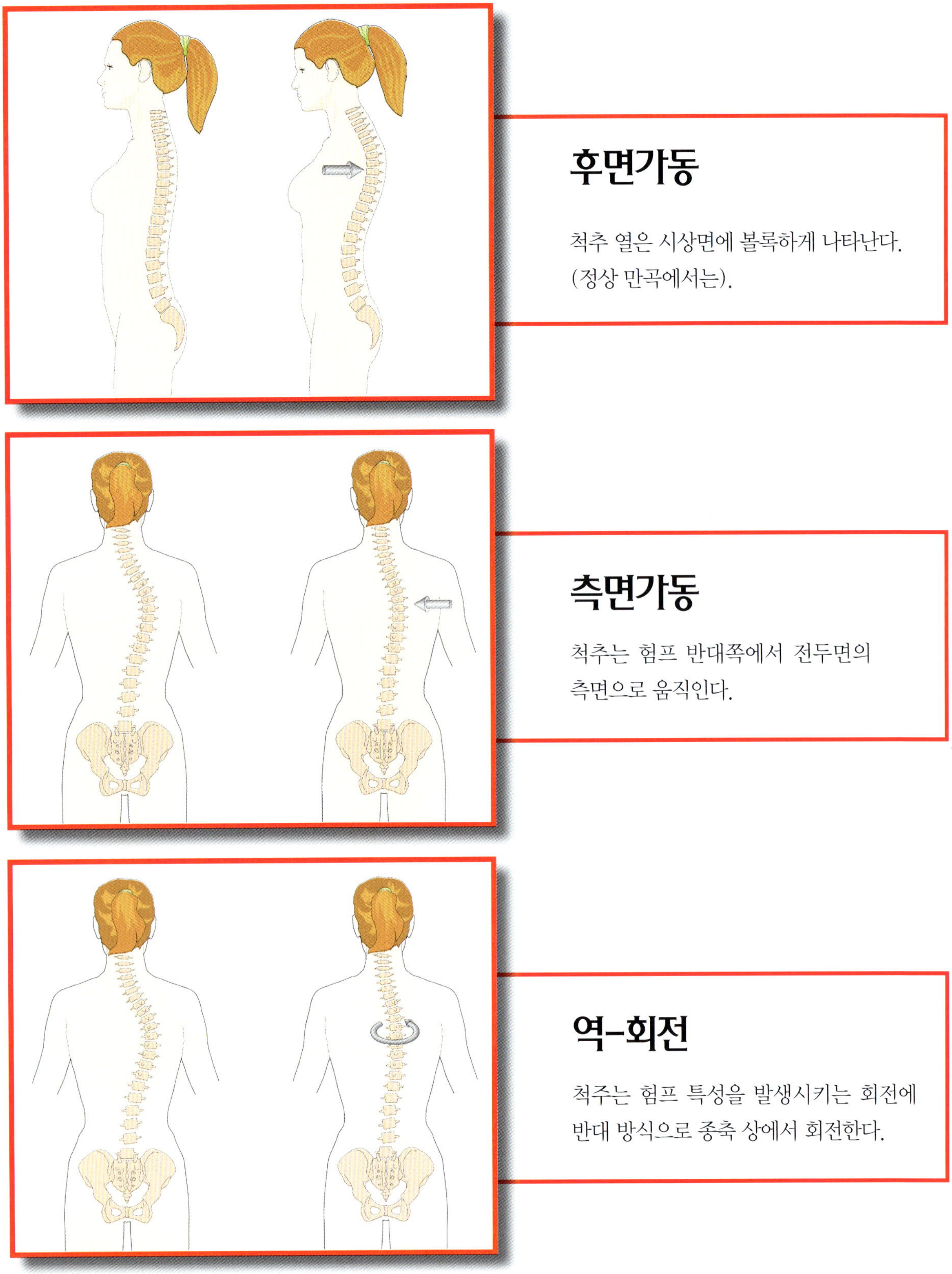

그림 3.1 – Rovatti Method의 3가지 주요 단어이다. 왼쪽에는 수정되지 않은 척추측만증의 개략도가 있다. 우측에는 탄력밴드의 도움으로 3개의 공간 평면에서 찾은 3개의 수정 시점이 있다.

2 단원

탄력밴드를 이용한 치료:
특별한 작업 프로그램
(Treatment with Elastic Bands:
Specific Work Programs)

4

경미한 척추측만증과 다형가상 / Minor Scoliosis and Paramorphism

자신의 신체의 반응과 자세 수정의 의식을 획득하고 신체 이미지의 연마를 목적으로 다양한 순서의 운동과 함께 탄력밴드를 이용함으로써 경미한 척추측만증과 다형가상을 교정할 수 있다.

운동은 치료사나 재활치료 팀의 제어에 따라 맞춤형 재활 프로토콜로 구현될 수 있다.

경미한 척추측만증과 다형가상 수행 연습은 다음과 같다:

- 균형 반응 개선 운동
- 신체 이미지 개선 운동
- 운동을 통한 자세 반응을 자각하기
- 반 중력 근력운동 및 전반적인 운동요법
- 대칭 강화 운동
- 교정 운동과 자세를 유지시키는 것에 대한 자각하기
- 적당한 유산소 능력 개발 운동
- 인체공학적 운동
- 근육 스트레칭 운동
- 일반적인 운동신경 활동

EXERCISE 4.1

균형 반응 개선 운동 (Balance reaction refinement exercises)

이 불안정성 운동은 평형 반응의 세분화 및 고유수용성 민감도의 개발(고유수용성 및 외수용성 자극의 자각)을 목표로 한다.

실행 : 롤러를 사용하여 발에 불안정성을 만든다. 탄력밴드를 롤러 아래에 배치한다. 환자는 팔을 당김으로서 균형을 유지하는 좋은 구조적 자세를 만든다. 양 측면(a)과 정면(b)에 거울을 이용하여 환자의 위치를 확인한다.

변형 : 롤러를 이용하여 발에 불안정성을 만들기 전에: 탄력밴드는 롤러 밑이 아닌 발 아래에 위치한다(c).

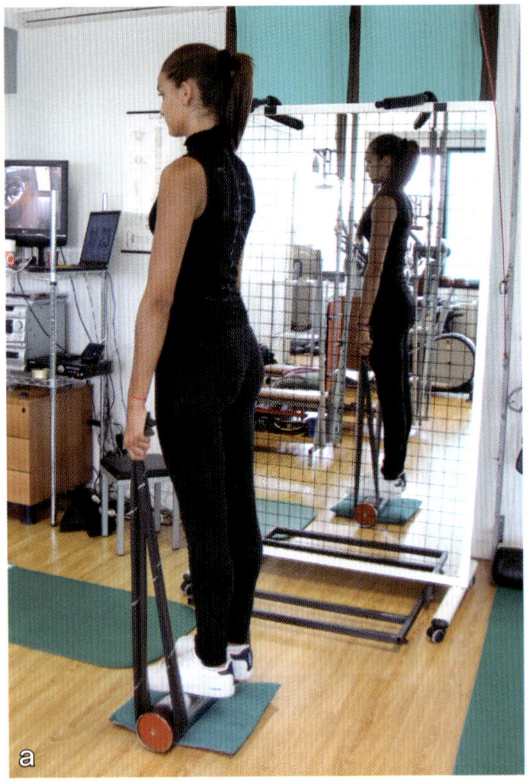

a

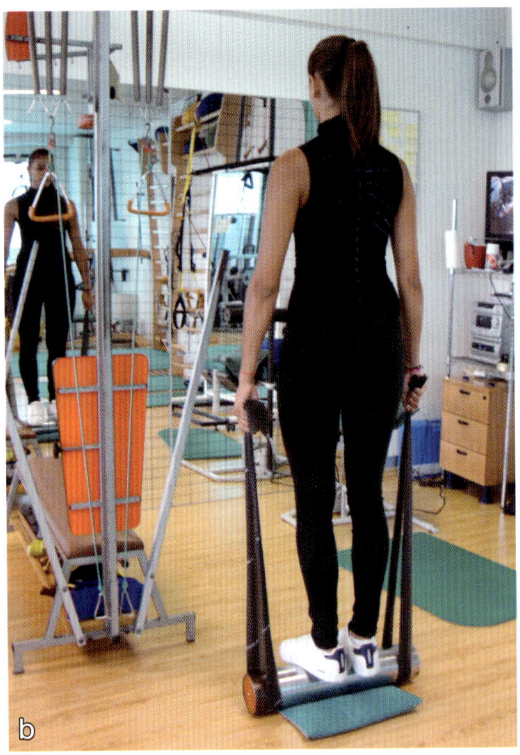

b

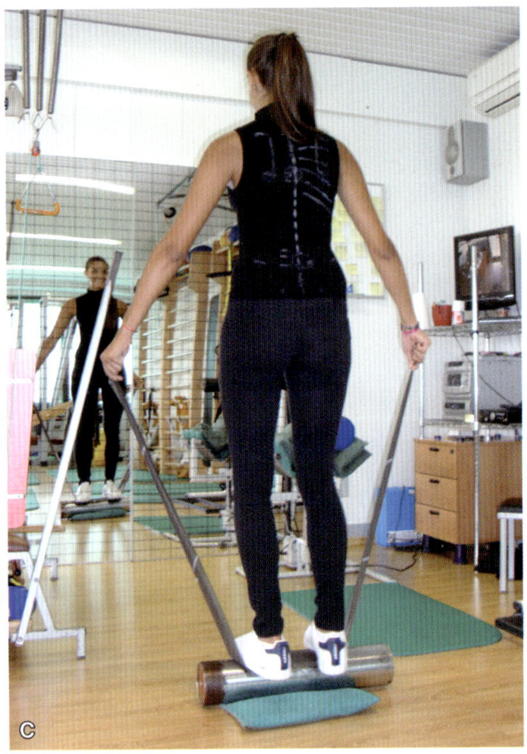

c

EXERCISE 4.2

결손에 대한 인식 깨닫기 (Gaining awareness of defects)

자세와 결손에 대한 인식을 스스로 분석한다. 외측 및 전후방 자세. 이것은 근본적으로 여러 거울들을 사용함으로써 자체 모니터링을 할 수 있다.

실행 : 환자는 거울 앞에 선다. 탄력밴드는 발 아래에 놓고 두 손을 동시에 팔 외측으로 든다. 이 운동은 머리 꼭대기까지 수행될 수 있다. 첫째 단계 Cobb' s triangle을 조절하는 것이다. 두 번째 단계는 자세교정을 목적으로 상지를 외전시킨다.

(a) starting position; 시작자세 (b) correction; 교정

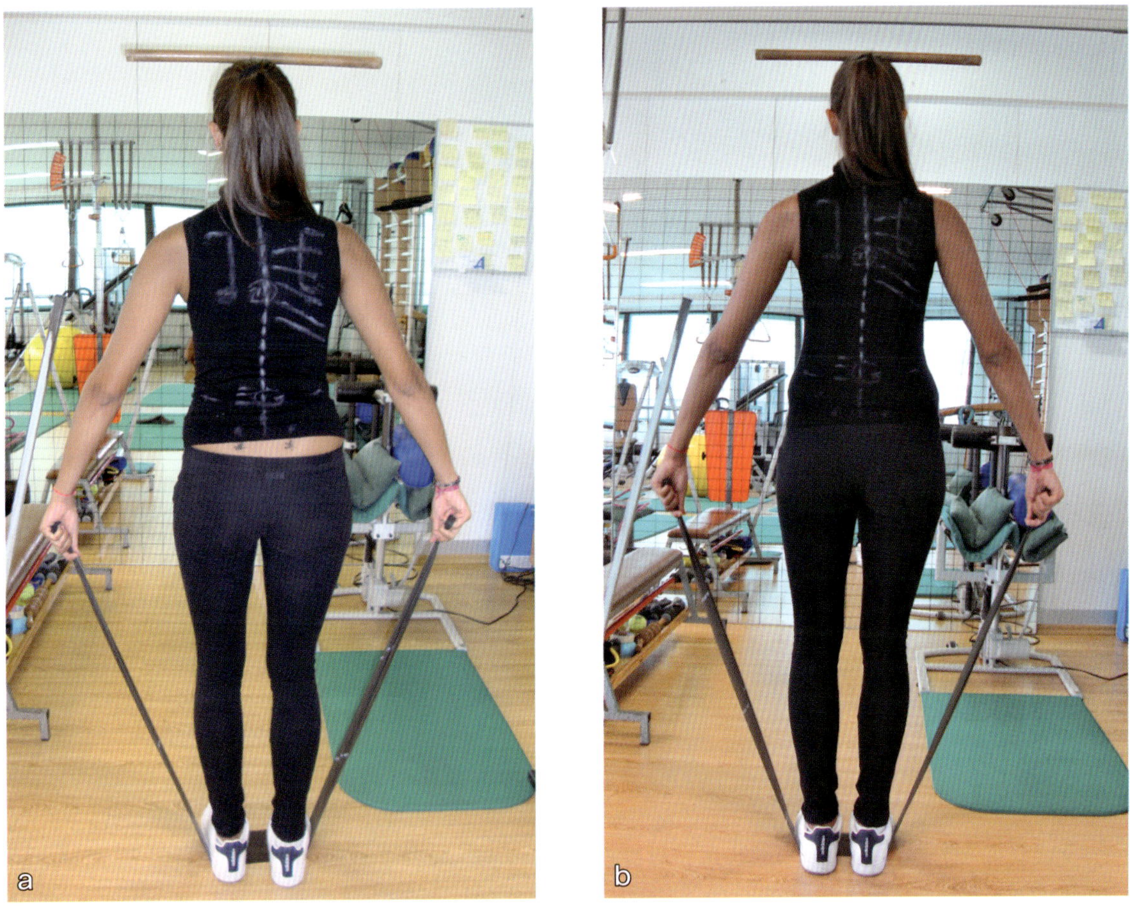

EXERCISE 4.3

불안정 (Destabilization)

이 운동의 목적은 평형 반응의 개선 및 고유수용성 감도의 개발이다.

실행 : 환자는 탄력밴드를 유지하기 위해 지상에 한 발로 서서 수평 엎드린 자세(복와위-prone) 위치에서 불안정한 자세에도 불구하고, 균형과 적절한 자세의 구조를 유지하면서 측면 당기는 운동을 수행한다(a, b). 또한 브레이스(corset) (c)을 입고 있는 동안 운동을 수행할 수 있다.

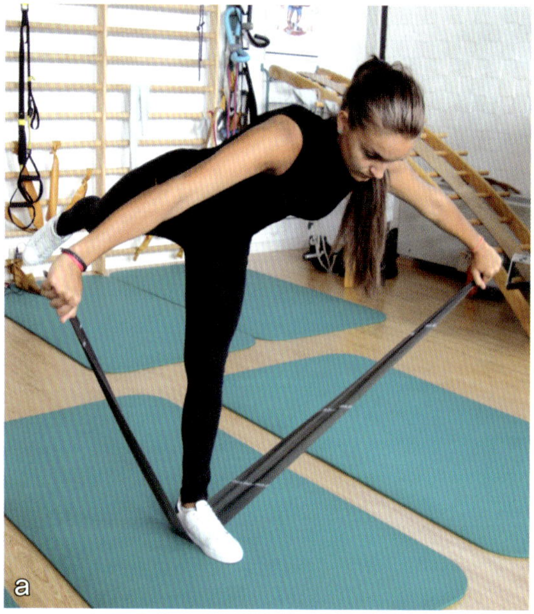
a

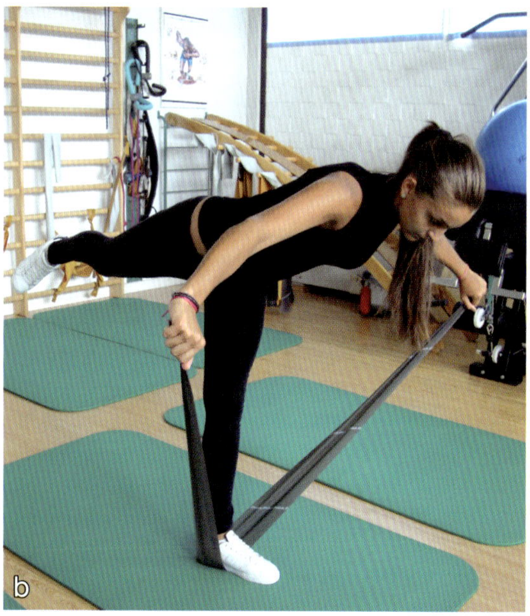
b

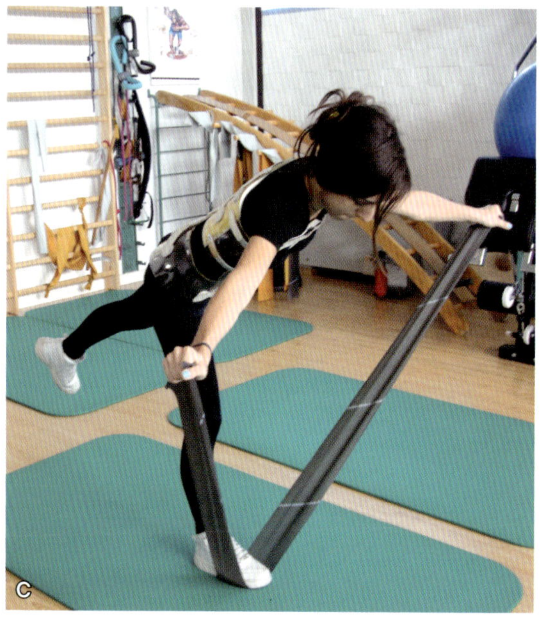
c

EXERCISE 4.4

결점에 대한 인식 얻기 (Gaining of awareness of defects)

결점에 대한 인식을 가지고 자세를 자가 분석한다. 외측 측면과 전후방 자세. 이것은 본질적으로 여러 개의 거울을 이용하여 자가 모니터링할 수 있다.

실행 : 거울 앞 벤치에 둔근 밑으로 탄력밴드를 깔고 앉는다. 팔을 신전시킨 상태로 어깨높이 까지 측방으로 들어 올린다. 왼쪽 다리는 벤치 위에 올려놓고 휴식을 취한다.

(a) Starting position; 시작자세
(b) kyphotization and lateralization; 후면가동 그리고 측면가동
(c) de-rotation; 역-회전

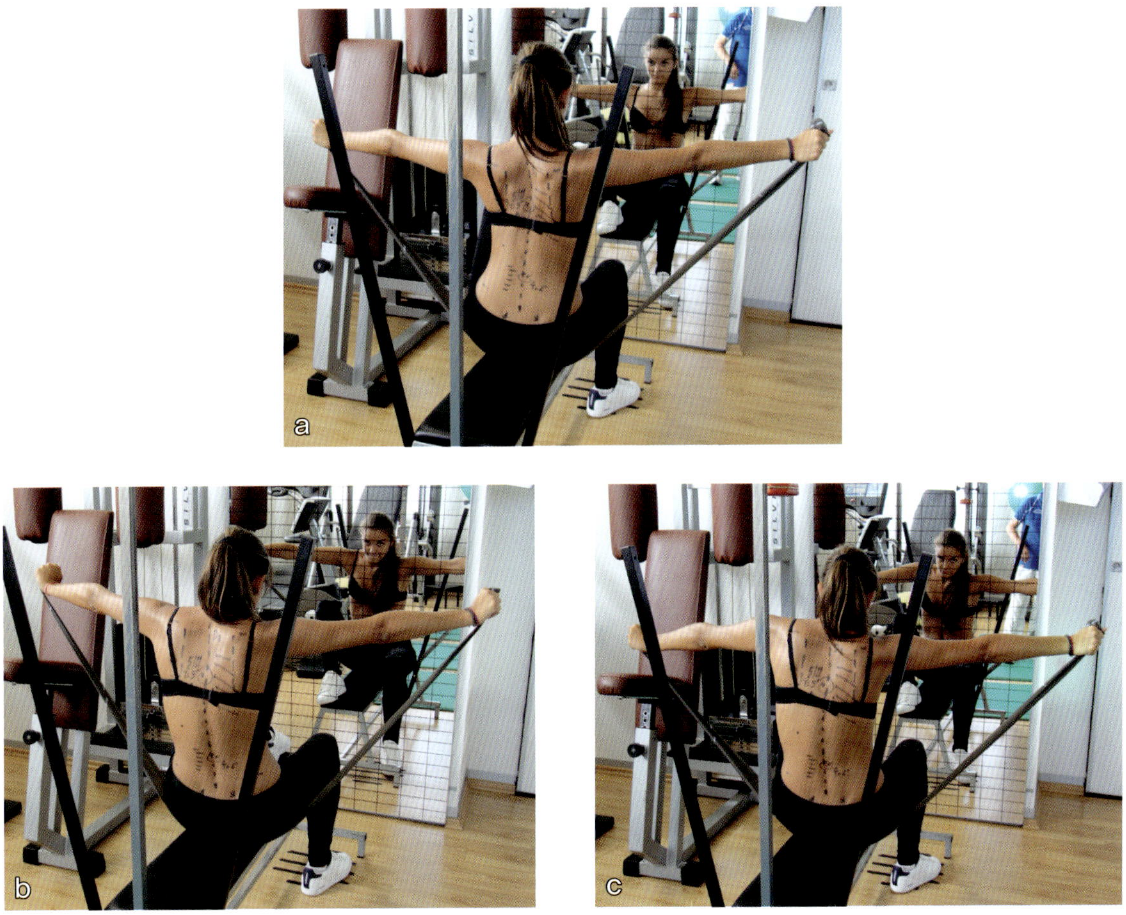

EXERCISE 4.5

균형 반응 개선 운동
(Balance reaction refinement exercises)

이 운동은 협조, 민첩성, 리듬, 균형에 영향을 준다.

실행 : 탄력밴드가 다리 주위에 감겨 가장자리가 유지되고 손에 의해 다리에서 끌려나게 된다. 탄력밴드를 유지하는 손발에 대항하고 진동은 탄력밴드를 지탱하는 사지에 대항하여 활발하게 수행된다. 다른 쪽 다리로 운동을 반복한다.

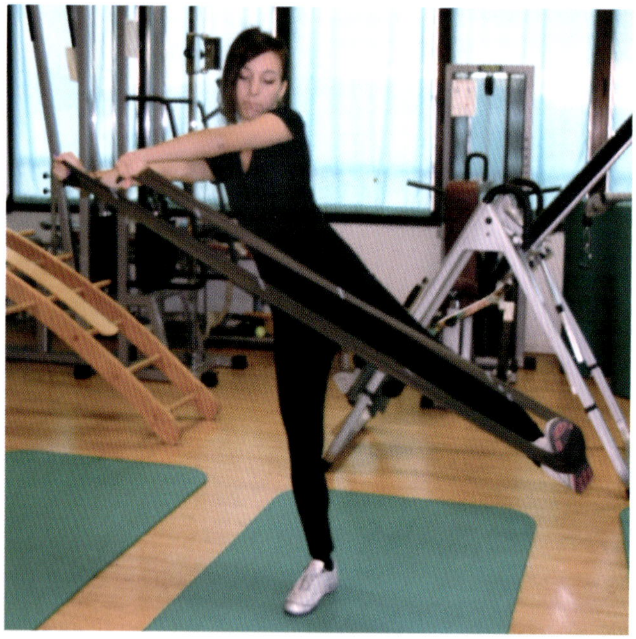

EXERCISE 4.6

불안정화 (Destabilization)

이는 조정 능력의 개발에 환자를 참여시키는 운동이다.

실행 : 작은 도약 동안 손과 다리의 조율된 변화로 어깨에 고정된 탄력밴드를 당긴다. 탄력밴드는 한 손과 다른 손 사이를 반복적으로 지나가고 끊임없이 긴장 상태를 유지해야한다.

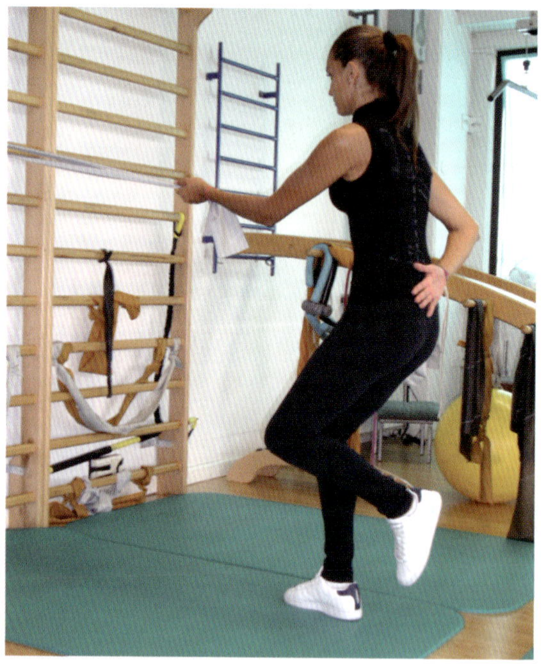

EXERCISE 4.7

모빌리제이션 (Mobilization)

이 운동의 목적은 흉추-요추의 모빌리제이션(Mobilization)이다.

실행 : 무릎 아래에 탄력밴드를 놓고 그 위에 무릎을 꿇고 환자는 환자의 몸을 좌 · 우로 움직여 탄력적인 자세로 올바른 자세를 유지한다.

(a, b) Anterior frontal view; 앞 전두 사진

(c, d) posterior view; 후방 사진

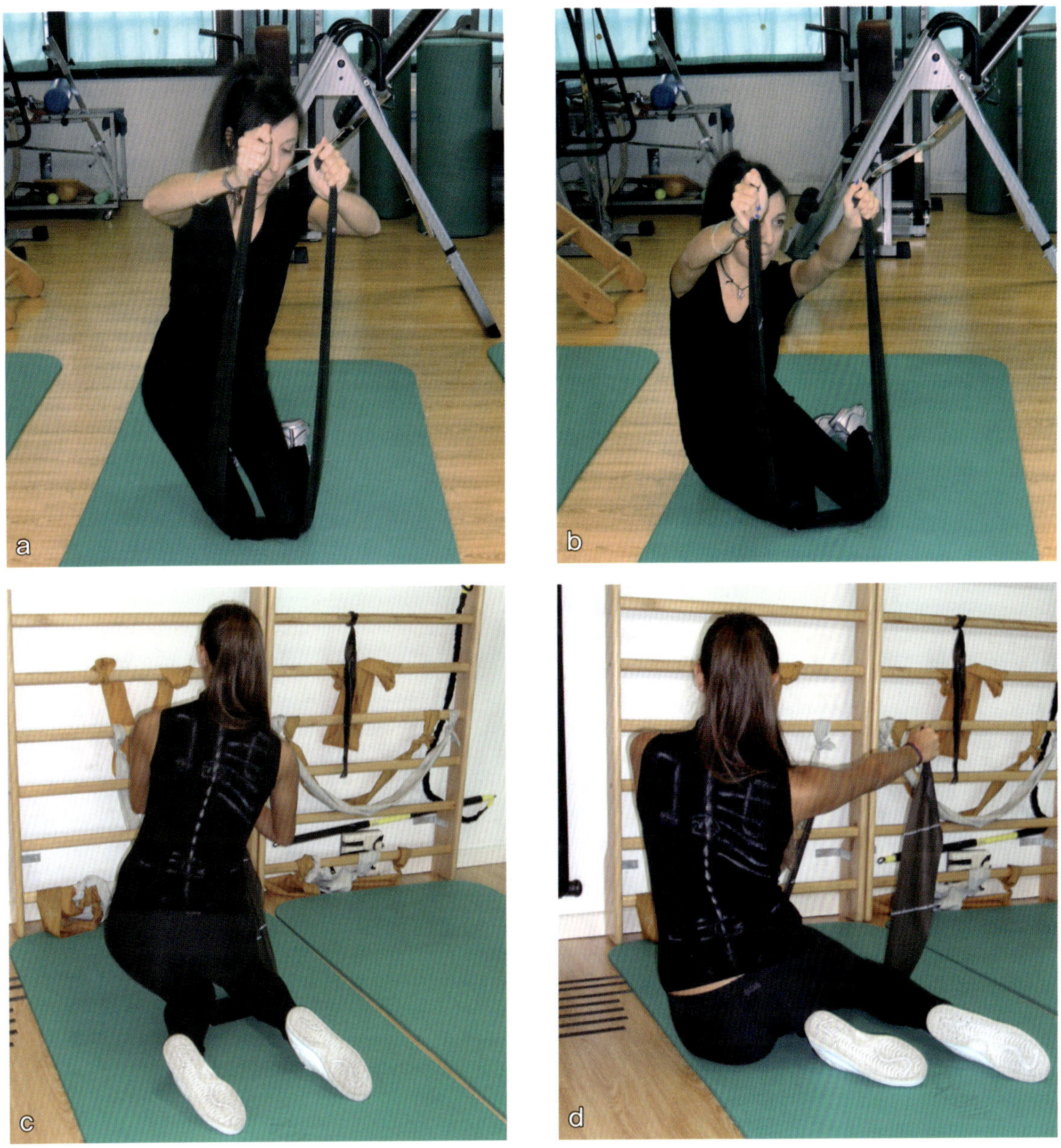

EXERCISE 4.8

균형 반응 개선운동 (Balance reaction refinement exercises)

목표는 고유수용성 자극의 인식과 개선이다.

실행 : 환자가 롤러에 누운 자세로 누워 있는 상태에서 탄력밴드가 뒤쪽으로 지나가고, 후면융기(dorsal hump)를 감싸고 양 끝단의 손에 장력을 가한다. 환자는 척추를 경유하는 인식을 통해 균형을 유지해야 하며, 지지대의 불균형을 인지하고 탄력밴드를 사용하여 교정해야 한다.

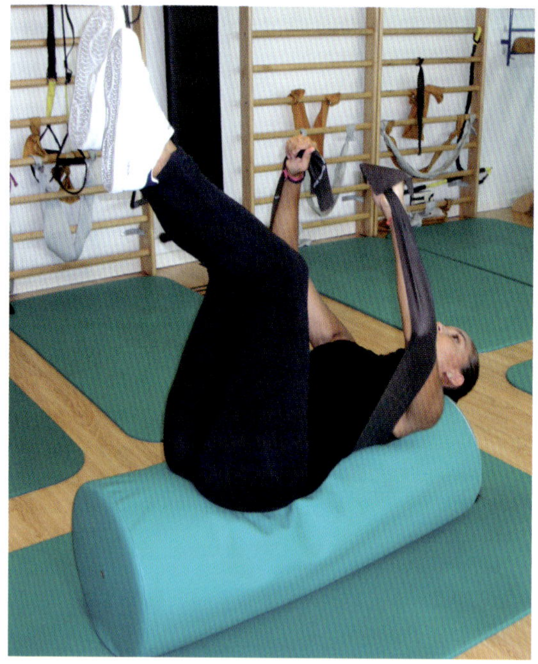

EXERCISE 4.9

짧은 건너뛰기 (Short skip)

목적은 제한된 (조건부) 가능성 (용량, 능력)의 개발이다.

실행 : 건너뛰기는 어깨걸이(월바)에 부착된 탄력밴드를 복부에 위치하고 장력을 가함으로써 수행된다. 치료사는 탄성 저항력을 더하기 위해 두 번째 탄력밴드를 제 위치에 놓을 수 있다.

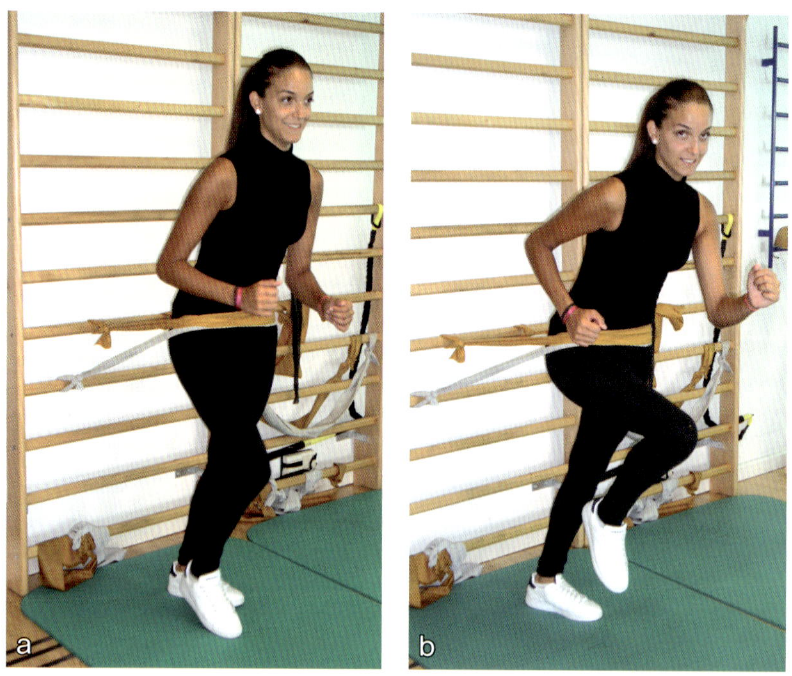

EXERCISE 4.10

스키 벤드 (Ski bend)

이 운동은 환자의 심폐 기능을 향상시킨다.
그리고 적절한 근육 강화를 가져온다.

실행 : 상지의 교대 조정과 함께 하지의 주기적인 접기.

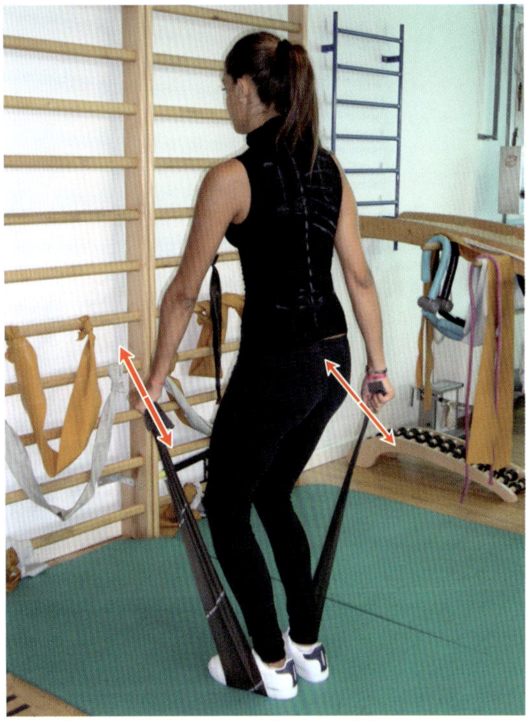

EXERCISE 4.11

호흡 운동 (Respiratory exercise)

탄성 저항에 대한 늑간 호흡.

실행 : 환자는 다리를 구부린 앙와위(supine position) 상태에서 밴드가 등 밑의 후면융기(dorsal hump) 아래로 지나간다. 가슴 앞쪽에서 밴드를 가로 지르고 상지의 외측으로 연장된 끝 부분을 잡고 환자는 흉부 둘레를 줄이기 위해 강제 호기를 수행한다(a). 환자는 즉시 탄력 있는 자세로 긴장을 풀고 그 다음 동작을 위해 사용된 근육의 보다 큰 활성화를 얻기 위해 힘차게 흡입한다(b).

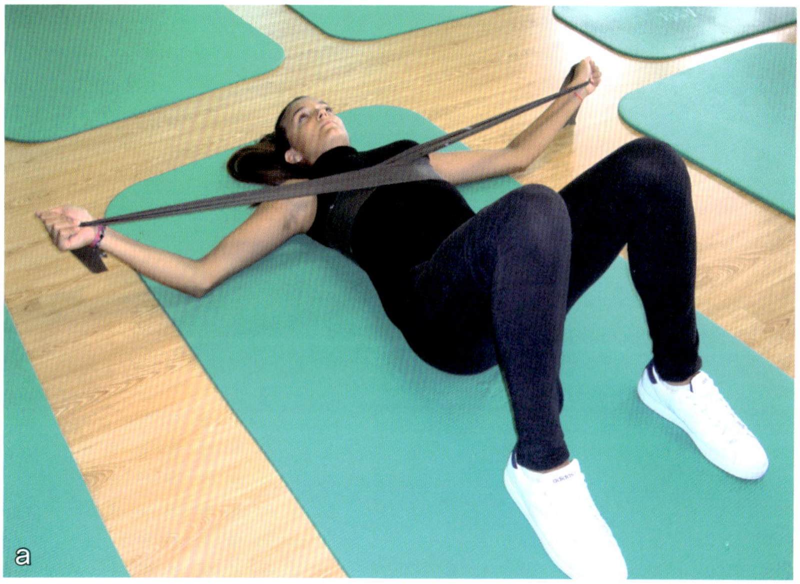

a

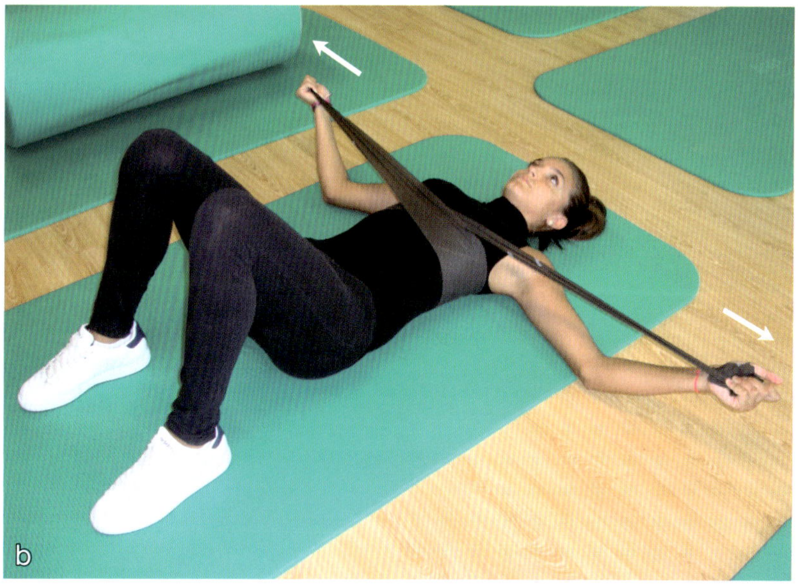

b

EXERCISE 4.12

횡격막 호흡 (Diaphragmatic respiration)

이 운동의 목적은 탄성 저항에 대한 횡격막의 확장이다.

실행 : 앞 운동에서와 같이 다리를 구부린 앙와위(supine position) 자세에서 탄력밴드가 허리 뒤쪽으로 통과한 후 복부에 위치한다. 환자는 저항 운동 상태에서 근육 활성화를 통해 진행성 횡격막 확장을 인식하며 숨을 쉴 수 있다.

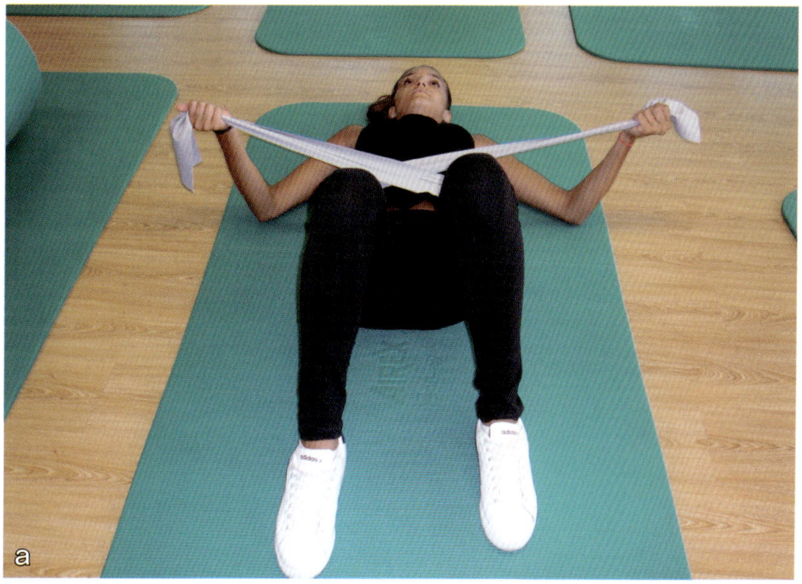

a

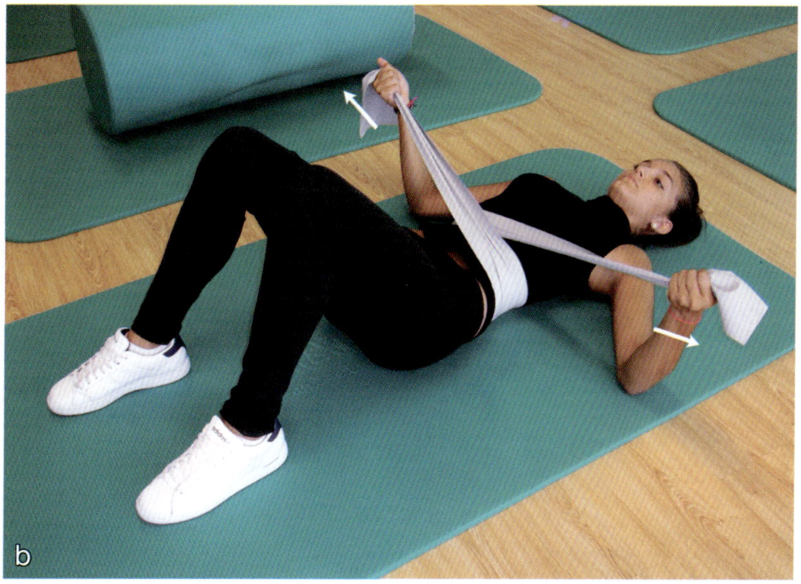

b

EXERCISE 4.13

균형 반응 개선 운동 (Balance reaction refinement exercises)

이 운동 목적은 균형 반응의 조절, 척추주위의 근육 강화 및 오른쪽 후면융기(dorsal hump)부분 교정(척추의 3차원 교정을 통한)의 활성화이다.

실행: 스위스볼(Swiss ball) (불안정 요소 위에서 무릎으로 균형을 잡고, 환자는 탄력밴드로 머리 후방을 감싸 양손으로 월바(wall bar) 위에 밴드를 놓고 손 사이에 고정시킨다. 환자는 자기 유도된 척추의 신연 상태에서 탄성 저항에 대해 머리의 후인을 시행한다.

균형을 잡아 안정시키고, 척추를 신연상태로 유지하면서 환자는 후면가동(kyphotization) (a), 측면가동(lateralization) (b), 그리고, 마지막으로 역 회전(derotation) (c)의 3단계를 거쳐 척추 3차원 교정을 찾는다.

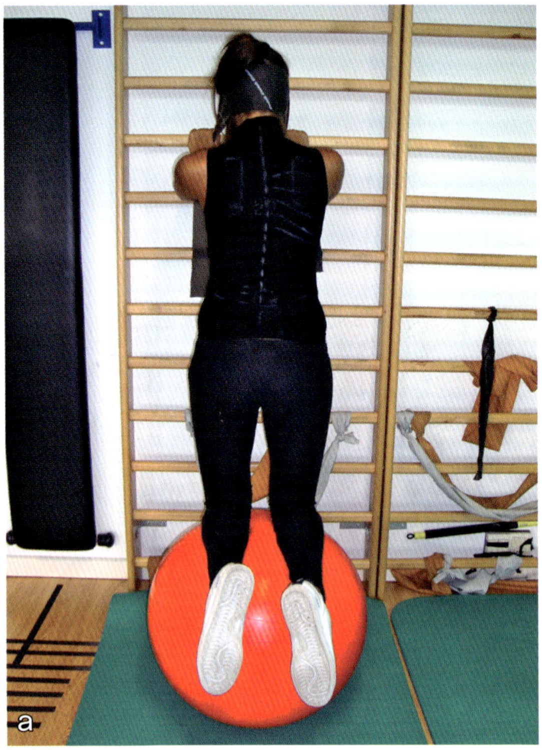
a

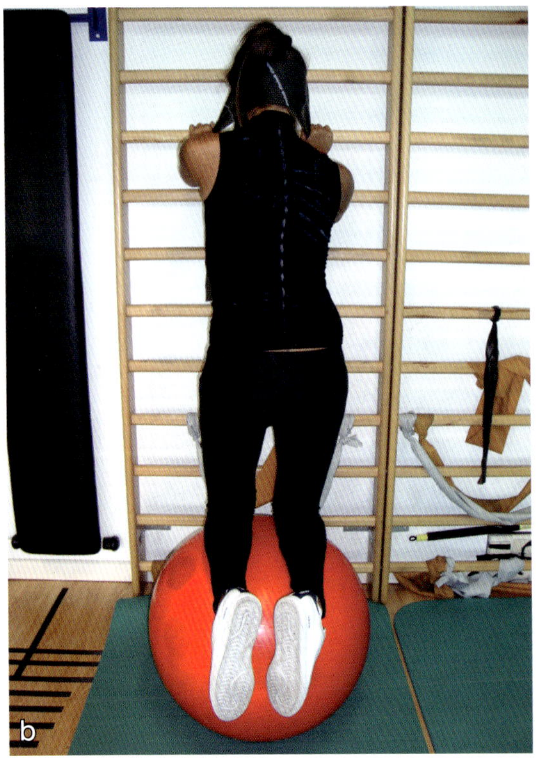
b

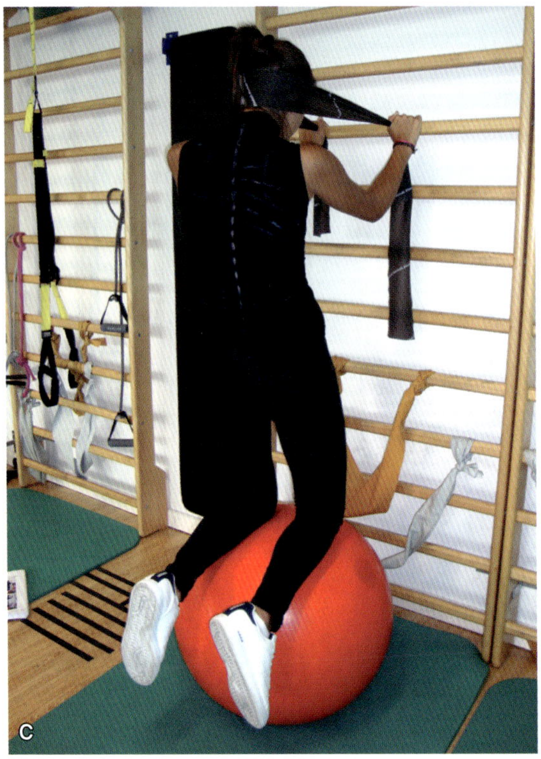
c

5

구조적 측만증, 이형증, 심각한 이형증

/ Structural Scoliosis, Dysmorphism, and Severe Dysmorphism

아래의 운동은 재활치료 팀의 후원 하에 개인 맞춤형 재활 프로토콜에 통합될 수 있다.

우리는 환자들에게 제안된 운동의 복잡성을 상기시켜야 하기 때문에 환자의 의식에 필요한 수준의 고유수용성 자극, 교정에 대한 운동 경험 (심지어 최소한의 것)은 경험이 있는 환자들을 운동시킬 때 필요하다. (즉, 환자는 충분한 시간 동안 자신의 자세 연습과 교정 운동을 연습하고 의식 개발을 할 수 있는 치료사들과 함께해야 한다.) 또 다른 환자는 천천히 그리고 점진적으로 그 인식과 이해를 얻고, 이 운동의 적절한 실행에 도입될 수 있다.

구조적 척추측만증, 상당한 이형증 환자들은 정형외과 교정 브레이스(corset)를 처방한다. 브레이스(corset)는 탄력밴드와 함께 의료 운동과 운동요법(kinesiotherapy)의 세션 동안 착용한다. 특히, 유산소 작업은 브레이스(corset)를 착용한 상태에서 수행되어야 한다.

치료 방법에는 다음과 같은 운동들을 요구한다 :

- 자세 재활 및 균형 반응 개발
- 신체를 바르게 인식하기
- 결손에 대한 인식을 얻기
- 자가 교정
- 근력강화
- 안정화운동
- 조정 능력 개발
- 신경운동 통합개발
- 인체공학
- 호흡훈련
- 몸통 형성과 비대칭 호흡 운동의 교정 이완기법

이 유형의 연습은 서로 다른 목표를 가지고 있지만 모두 병행하여 수행해야 한다. 연습이 수행되는 순서는 모두 수행되는 한 중요하지 않다. 모두 올바른 경로를 구성하기위한 보완적 기본 사항이다. 환자에게 이어지는 양과 유형뿐만 아니라 실행 순서 또는 새로운 운동을 프로토콜에 도입하는 시간을 갖는 것은 치료사의 임무이다. 이것은 반드시 환자의 준비, 근육의 톤 및 방향의 상태, 신체 훈련, 운동 진단 검사에서 발견되는 개인적인 특성에 따라 달라진다. 이런 이유로 우리는 특정 양의 운동과 반복되는 운동들을 시행할 것이다.

EXERCISE 5.1

신체 인식의 확보 (Gaining of bodily awareness)

자가 수정 운동은 척추와 수직 벤치와의 접촉점을 깨닫는 것에 중점을 둔다. 이 운동들은 브레이스(corset)를 착용하지 않고 수행해야 한다. 운동은 흉추 후만을 만들고 3차원 평면에서 교정 작용을 한다.

실행 : 등으로 벽에 기대어 설 때, 지각된 비대칭성에 주의를 기울인다. 환자는 이를 의식한 후 깊은 흡입한 다음 호기 동안 후면융기에서 (등 뒤로 지나가는) 탄력밴드를 사용하여 호흡 중에 교정을 시작한다. 이 운동은 3가지 측면에서 성과를 볼 수 있다:

척추 후만가동(kyphotization),
측면가동(lateralization),
역 회전(derotation),
척추 측만 커브의 오목한 쪽에 있는 상지를 반대편 팔꿈치 관절에 비해 약간 높게 가져온다.

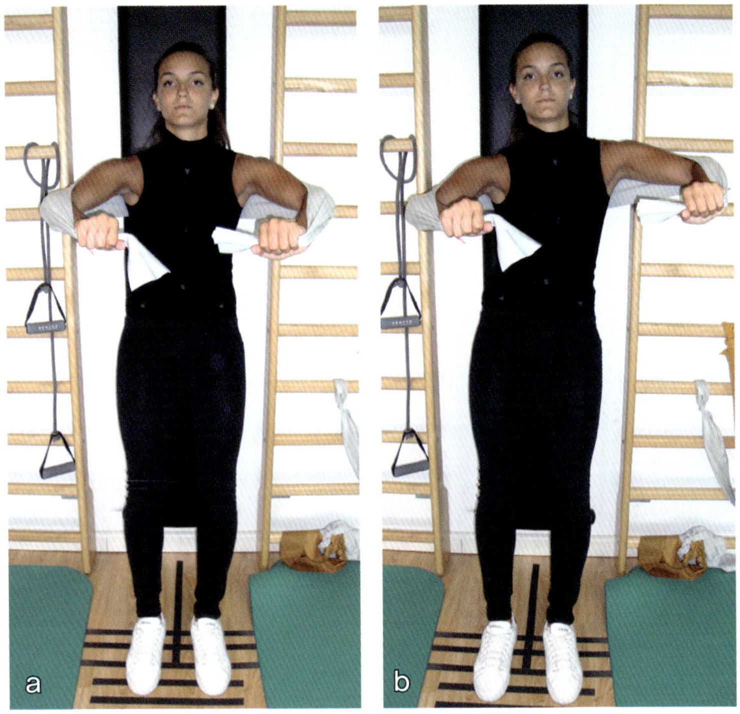

(a) 시작 위치: 접촉에 대한 인식;
(b) 3차원적 보정

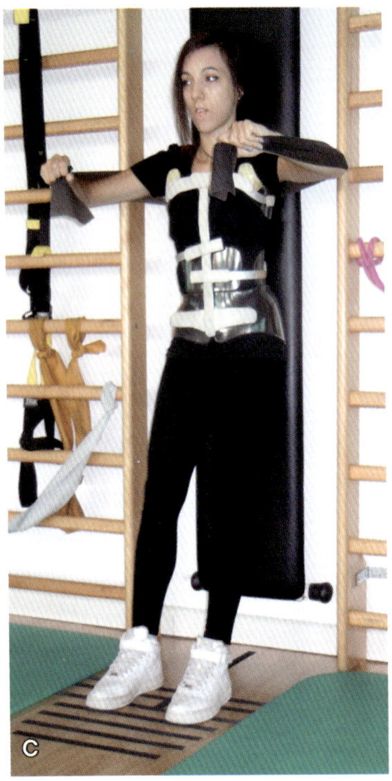

변형: 이 운동은 브레이스(corset)를 착용하고 수행할 수도 있다. 물론, 이 경우, 융기(hump)의 탄력밴드의 지원 없이 (오히려 브레이스에서) 장해물에 의해 생성 된 감각은 융기(hump) 자체와 팔을 교정 임펄스로 이용하는 장점이 있다.

EXERCISE 5.2

결점 깨닫기 (Gaining of awareness of defects)

이 운동은 흉추 후만을 자기 스스로 회복시키는 것이다.

실행 : 환자는 바닥에 무릎을 꿇고 손으로 후면융기 뒤쪽을 감싸는 탄력밴드를 잡고 바닥에 붙인다. 환자는 탄성 저항에 대항하여 흡기한다; 환자는 허리를 후만시키고 천천히 오랫동안 숨을 내쉬며, 상체 몸통을 측면가동 및 역 회전시킨다.

(a) 시작위치, 결함이 있다고 인식한다.
(b) 후면가동 (kyphotization)
(C) 측면가동 (lateralization) 및
역 회전 (de-rotation)

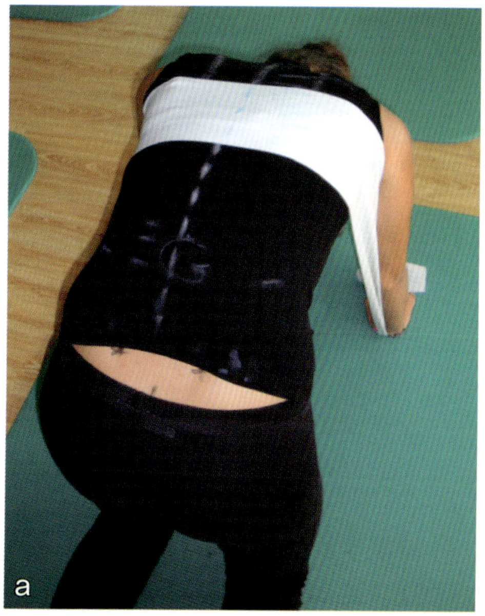
a

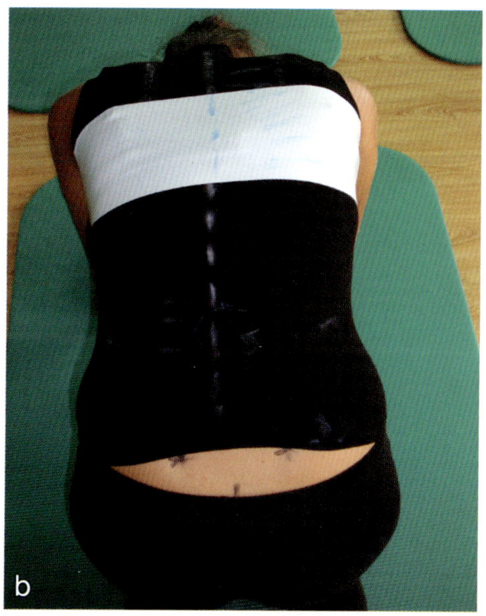
b

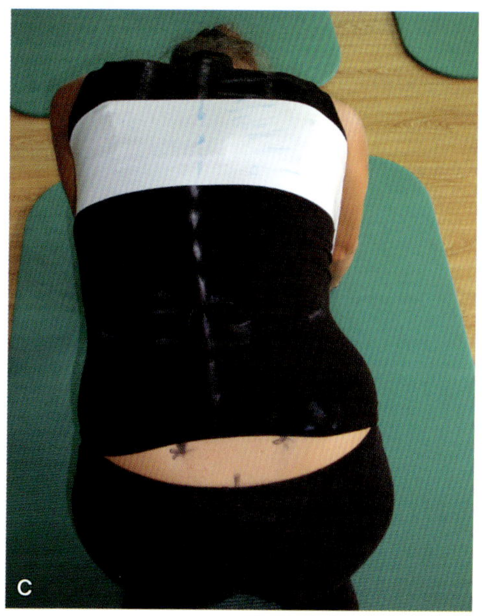
c

EXERCISE 5.3

자세 재활 및 자가 보정 (Postural rehabilitation and self-correction)

이 연습의 목적은 자세 교정과 평형 반응의 개발이다.

실행 : 환자를 고유감각 판 위에 세운다. 탄력밴드를 사용하여 발 아래에 위치하여 손으로 잡아 올바른 자세와 균형을 찾는다. 이 운동은 브레이스(corset)를 착용하면서 수행할 수 있고(a), 브레이스(corset) 없이 할 수 있다(b).

이 운동은 자신의 자세에 대한 인식을 쉽게 얻기 위해 정형 거울 앞에서 수행하는 것이 좋다.

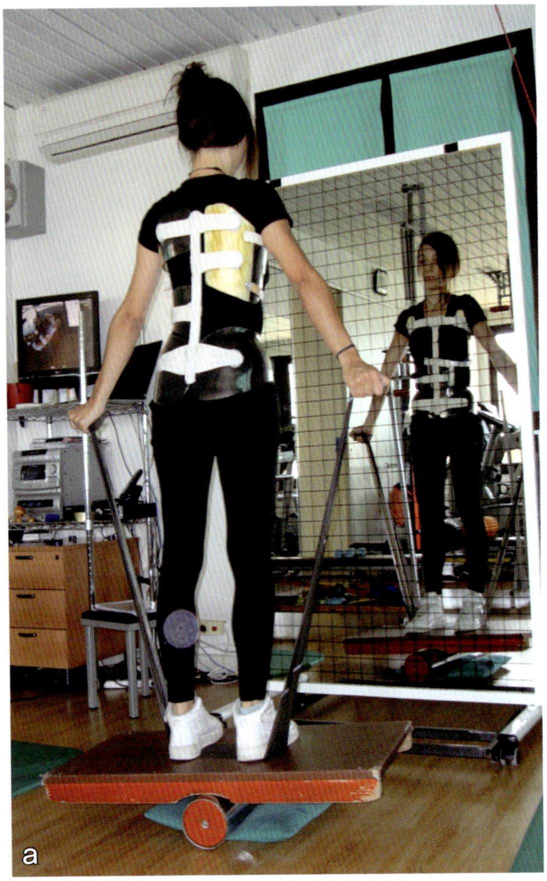

a

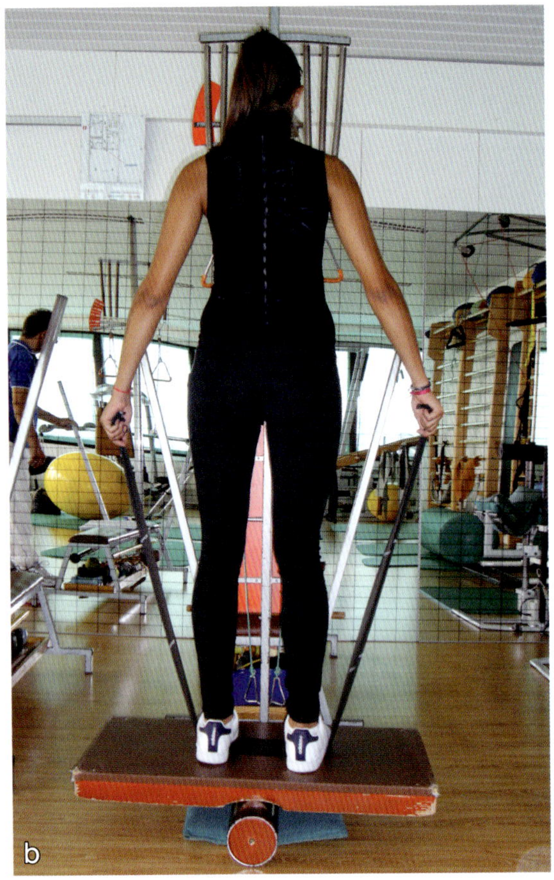

b

EXERCISE 5.4

자세 재활 (Postural rehabilitation)

이 운동은 브레이스(corset)를 입고 있는 동안 자세 반응을 수정하고 균형 반응을 개발할 수 있다.

실행 : 환자는 둔부 아래에 있는 탄력밴드의 균형 축에 탄력밴드 양쪽 끝을 잡고 있는 양손으로 팔꿈치를 감싸며 앉는다. 어깨 높이로 팔을 올린 환자는 상지를 측면으로 들어 올려 균형을 유지한다(a, b). 거울을 통해 자세 제어 인식을 얻는다.

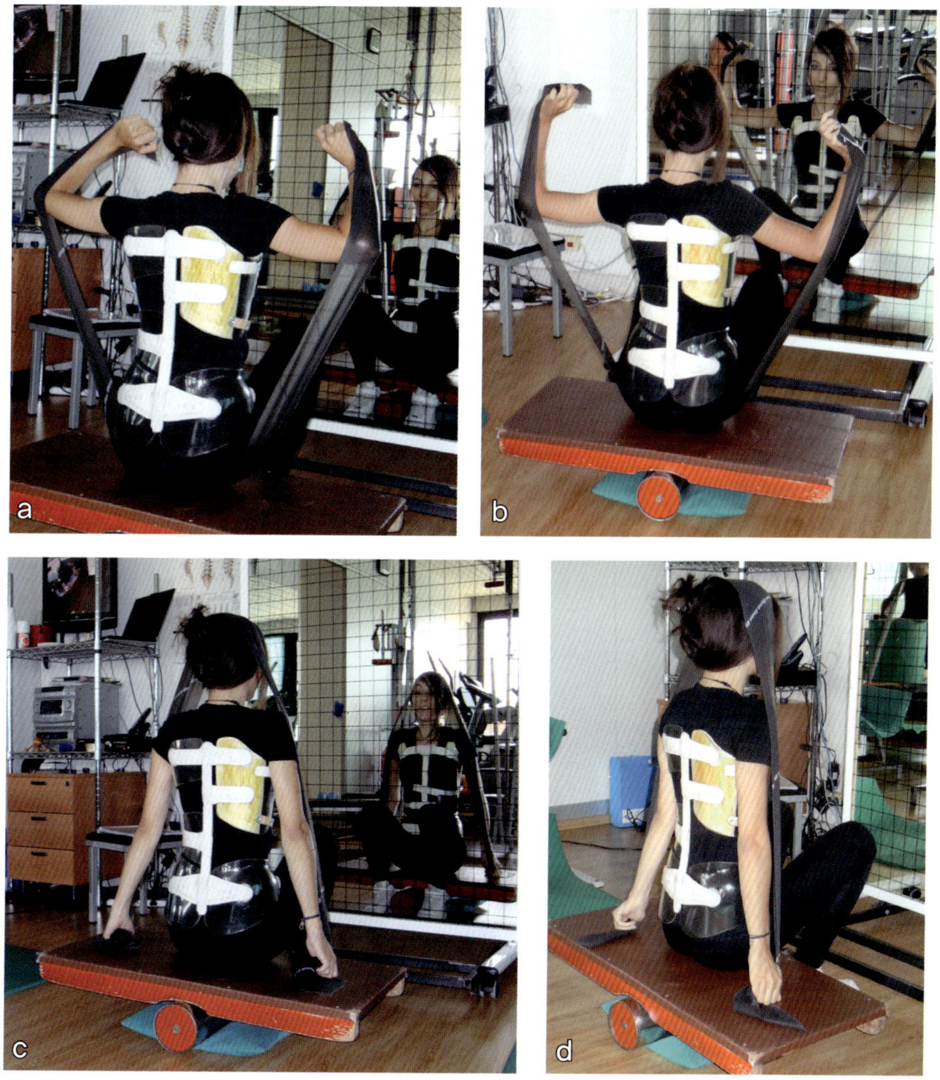

변형 : 브레이스(corset)를 착용한 상태로 평형 축에 앉고 탄력밴드를 머리에 놓고 양손으로 평형 축에서 손으로 잡는다. 환자는 브레이스(corset)로부터 멀리 신전을 유지한다(c, d).

EXERCISE 5.5

균형 반응 발달 (Balance reaction development)

목표는 척추의 균형과 근육에 대한 고유수용성(proprioceptive)의 발달이다. 탄력밴드는 척추 근육의 고유수용감각(proprioception)을 자극한다.

실행 : 환자는 탄력밴드를 흉추 융기(hump) 둘레를 감싸도록 뒤쪽에 적절히 배치하고 스위스 볼(Swiss ball) 위에 네발기기 자세로, 밴드의 끝은 공에 얹혀있는 손으로 잡는다. 환자는 균형 및 유지 관리를 위해 스스로 자세 제어를 수행한다. 일단 균형이 잡히면 3 차원 보정 파라미터(후면가동, 측면가동, 역 회전)를 구현한다.

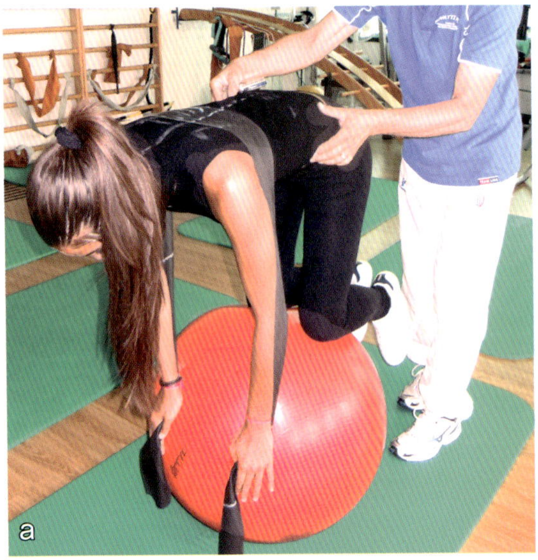

a

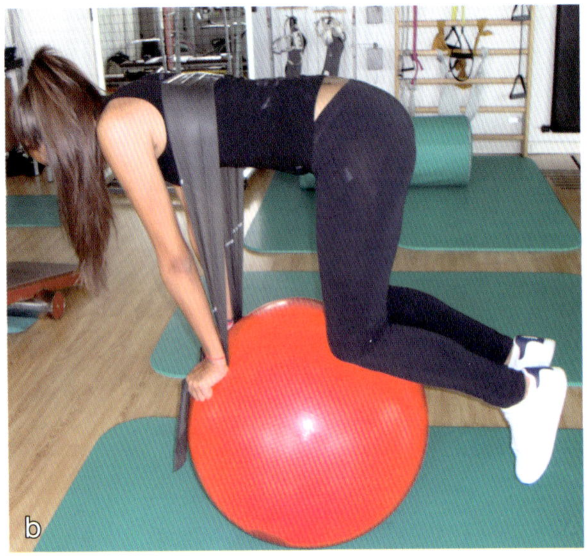

b

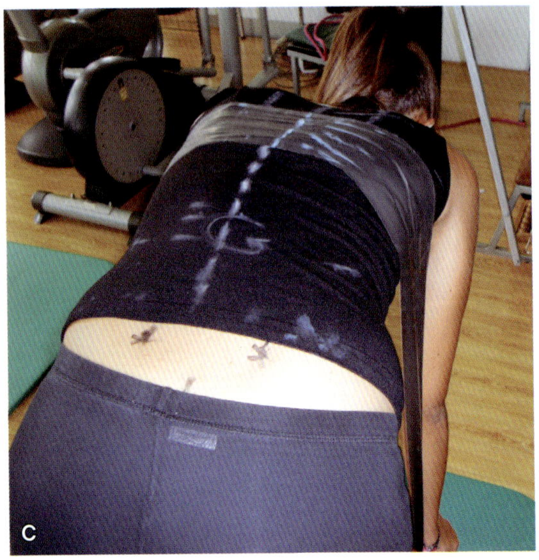

c

(a) 준비 운동, 균형 잡기;
(b) 균형과 후면가동(kyphotization) 유지하기 ;
(c) 측면가동(lateralization) (왼쪽으로) 및 시계 반대방향으로의 경미한 역 회전(de-rotation).

EXERCISE 5.6

자가 교정 (Self-correction)

목표는 결점의 의식과 자가 교정의 세 가지 측면, 즉 후면가동, 측면가동, 역 회전을 얻는 것이다.

실행 : 환자는 손으로 탄력밴드를 잡고 (팔 앞쪽으로) 후면 커브의 볼록면으로부터 더 큰 장력을 유도한다. 탄력밴드로 등 뒤 융기(hump)를 감싸고 팔꿈치를 그 안에 넣어 배치한다. 불안정화는 상지를 30° 구부린 채로 하체를 구부리고 다리로 몸을 들어 올릴 때 유도된다.

자가 교정은 후면가동(a), 측면가동 및 역 회전(b)의 순서로 3 단계로 시행된다.

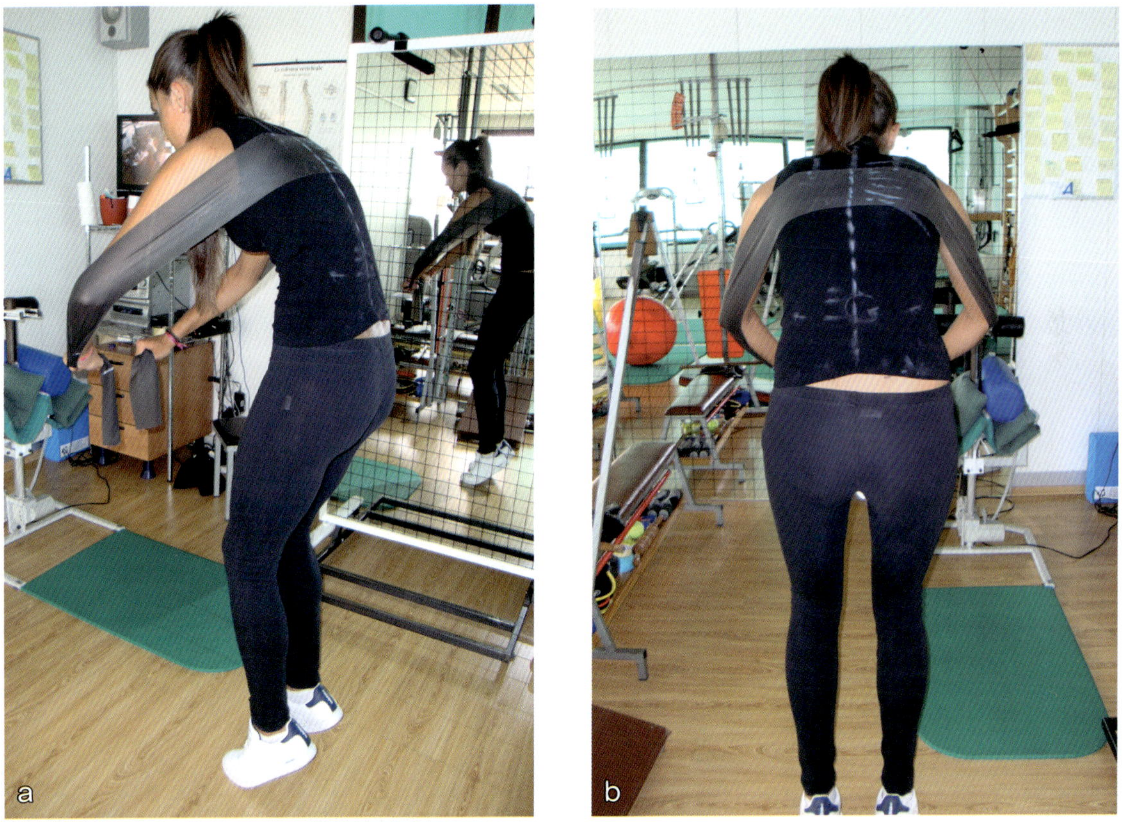

a b

EXERCISE 5.7

3차원 보정을 통한 보상작용 없는 스트레칭
(Decompensated stretching with three-dimensional correction)

이 운동 목표는 동시에 반 중력 후방 체인의 신장과 측만 커브(후면가동, 측면가동, 역 회전)의 보정이다.

실행 : 환자는 발바닥에 탄력밴드로 감아 월바(wall bars) 뒤에 묶고 앉아 발(다리 펴기)에 장력을 유지한다. 환자는 긴장 상태의 두 번째 탄력밴드를 보유하고 있으며 교정 운동이 수행되는 동안 월바(wall bars)(환자의 머리 위)의 다른 높은 궤도를 지나가게 된다. 2개의 탄력밴드를 긴장 상태로 유지하면서 환자는 척추 측만 커브의 세 가지 교정을 수행한다 : 첫 번째 후면가동, 측면가동 및 역 회전. 왼쪽 대퇴부 아래에 있는 선택적인 지지대(오른쪽 요추 만곡의 경우)는 오른쪽 요추 보상 곡선을 무력화시키는 데 도움이 된다. 발 아래의 쿠션은 탄력밴드를 장력 상태로 유지하기 위해 발의 슬라이딩을 용이하게 한다.

(a) 시작 자세;
(b) 상지의 폄과 하지의 견인; 후면가동;
(c) 측면가동, 역 회전

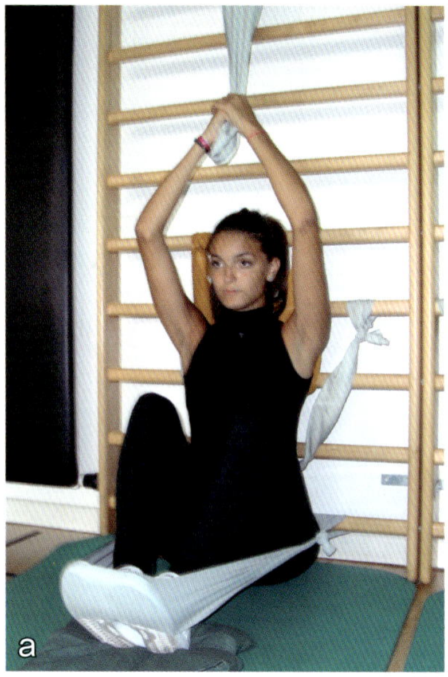

a

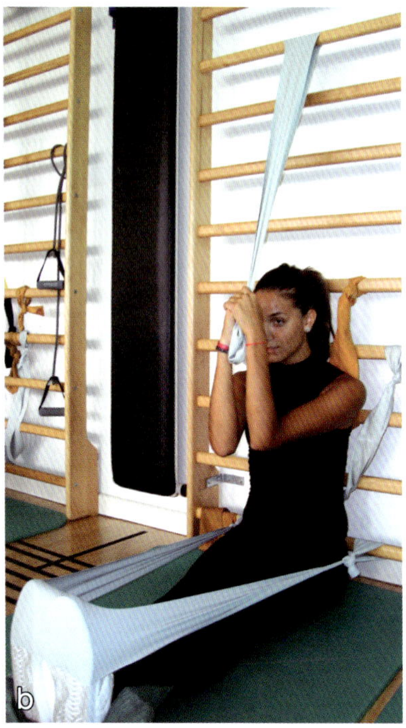

b

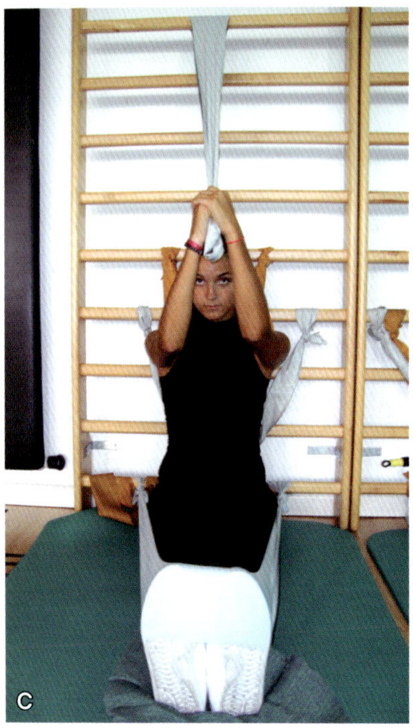

c

EXERCISE 5.8

자가 교정 (Self-correction)

이 운동은 [브레이스(corset) 없이 실행] 후만화 교정이다.

실행 : 탄력 있는 붕대는 목과 머리 뒤쪽을 감싸고 환자의 뒤에 있는 벽 바에 부착된 손 사이에 끼워져 있다. 환자는 스위스 볼(Swiss ball)에 앉아 상체와 목을 뒤쪽으로 돌려 등척성 수축을 유지하면서 머리를 3차원적으로 교정한다.
이 연습은 두 단계로 수행된다:

- 간단한 흡기 시 등척성 수축,
- 느리고 장기간의 호기 시 교정.

오른쪽 하지를 요추 보상과 균형을 유지하기 위해 뒤로 가져 온다. 자기 교정은 호기 중 수행되며, 총 3가지 과정을 수행한다: 후면가동, 측면가동 및 역 회전.

(a) 운동의 구현 및 후면가동;
(b) 측면가동;
(c) 역 회전 및 3차원 보정.

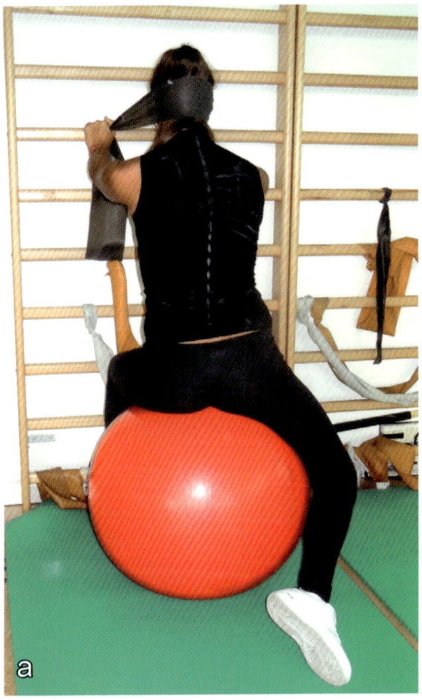
a

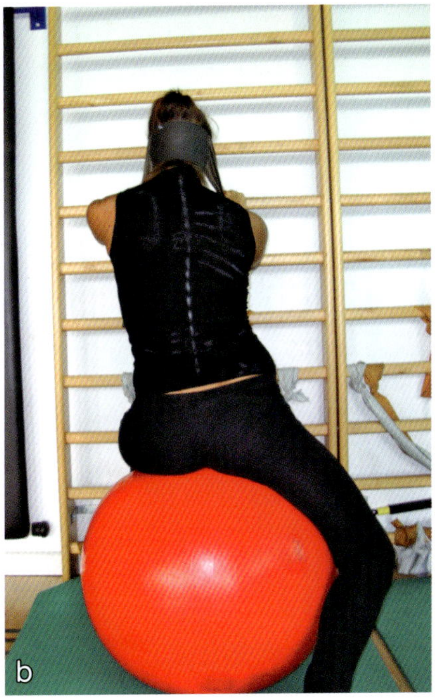
b

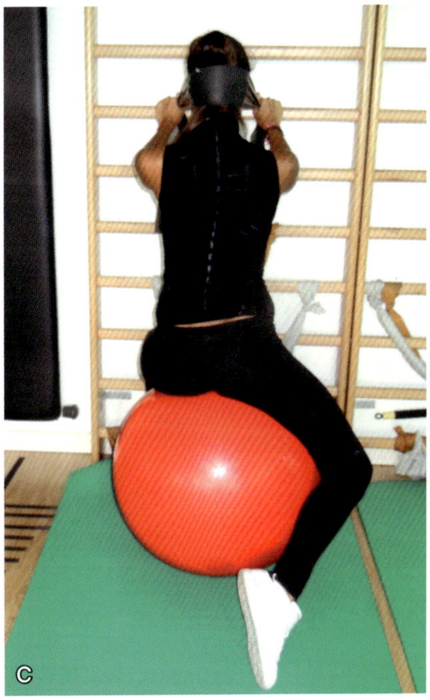
c

B 집단

C 집단

EXERCISE 5.9

브레이스(corset) 착용 시 자가 교정

앞에 운동과 비슷한 이 운동은 후만화와 교정이며, 브레이스(corset)를 착용한 상태에서 수행된다.

실행 : 환자는 등 받침대 앞의 스위스 볼(Swiss ball)에 앉고 오른발은 (또는 2차 요추 굴곡의 경우 왼쪽) 땅에서 약간 들어 올리고 , 탄력밴드가 머리 주위를 감싼다〔끝은 월바(wall bars)에 있는 손으로 잡는다〕. 환자는 등척성 수축으로 머리를 유지하면서 상체와 목의 역행과 함께 등받이의 3차원 교정을 수행한다. 교정은 천천히, 장기간의 호기 중에 이루어지며 결과적으로 후면가동, 측면가동, 역 회전의 세 가지 교정 동작의 합계를 나타낸다.

(a) 출발 자세, 요추 보상 커브를 교정하기 위해 오른발을 1 페그(peg) 만큼 올린 상태에서
(b) 머리의 후인(retraction)을 이용한 후면가동 (척추의 약간의 후면가동);
(c) 3차원 보정

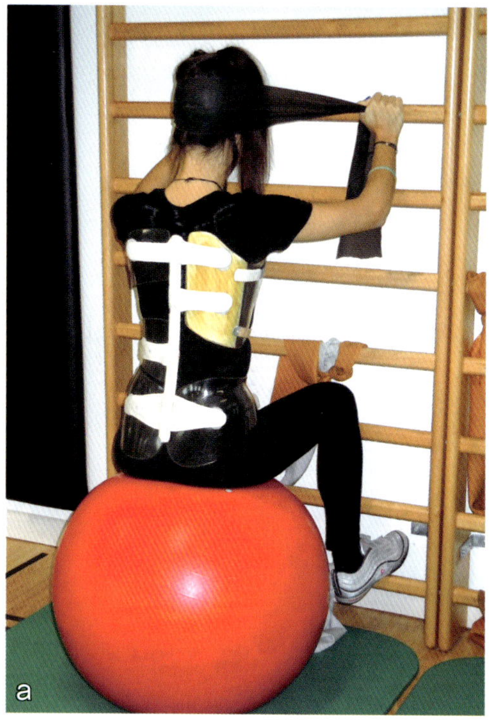
a

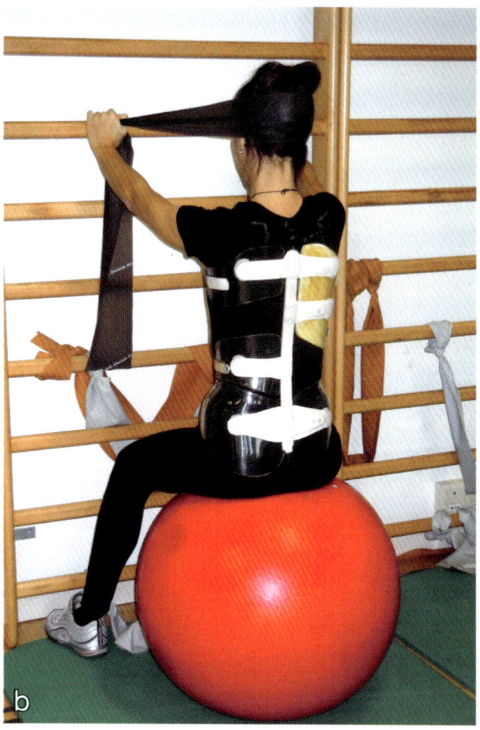
b

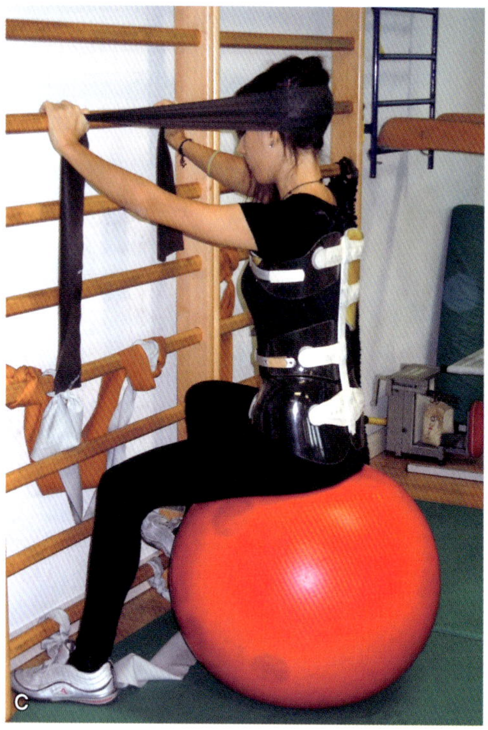
c

EXERCISE 5.10

자가 교정 (Self-correction)

후만화 운동은 탄력밴드의 압력으로 인해 교정된다.

실행 : 환자는 엎드린 자세로 바닥에 있으며, 탄력밴드를 관심 영역 주위 후면융기(dorsal hump)를 감고 팔꿈치 바깥쪽을 감싸며 밴드를 손에 쥔 상태로 팔을 든다. 복부 아래의 원통형 쿠션은 "과전만 자세"를 피한다(몸은 전만증 위치를 취하도록 만들어졌다). 왼쪽 손에 있는 테니스공은 보정을(커브의 오목한 면에서) 용이하게 할 수 있는 동작을 제공한다. 운동의 첫 번째 단계에서 환자는 흡입한 다음 천천히 내뱉는다(이 시간 동안 등은 후만화 된다). 그 다음에, 볼을 움켜잡고, 후면가동, 측면가동 및 역 회전(de-rotation)을 같은 쪽에서 수행한다(3차원 교정).

(a) 운동의 준비;
(b) 후면가동(kyphotization) 및 측면가동(lateralization);
(c) 자가 교정의 세 단계와 전체보기

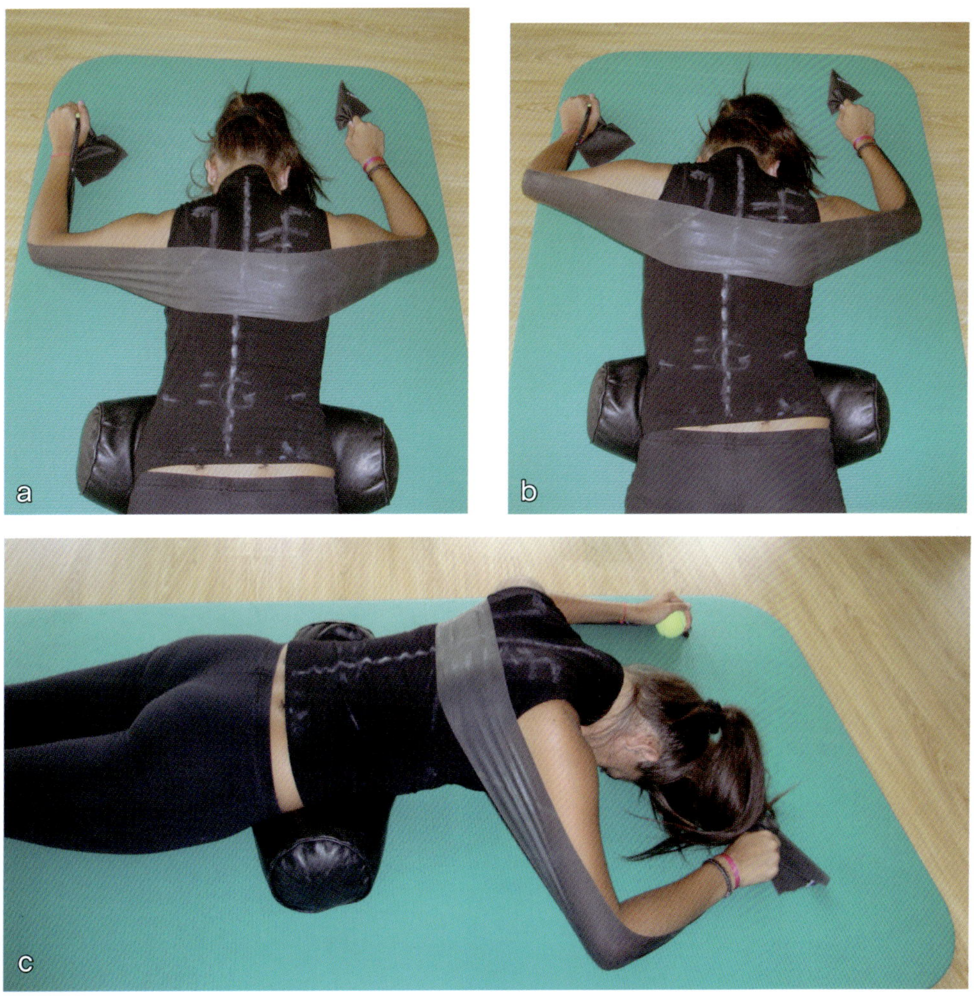

EXERCISE 5.11

자가 교정 (Self-correction)

이것은 탄력밴드를 이용한 등 쪽 커브의 3차원적 교정이다.

실행 : 이 운동은 이전 운동과 유사하다. 환자는 "캔들-홀더" 자세를 취한다. (a)이 경우 탄력밴드(양쪽 끝은 왼쪽)를 한손으로 잡아당김으로써 강제적인 측방화가 이루어지므로 장력 인장력을 증가시키고 환자가 교정함에 민감하게 만든다. 〔주로 측만증의 경우 오른쪽으로 만곡된 경우, 화살표로 표시된 바와 같이 왼쪽으로 측면가동(lateralization)이 필요하다. (b)〕

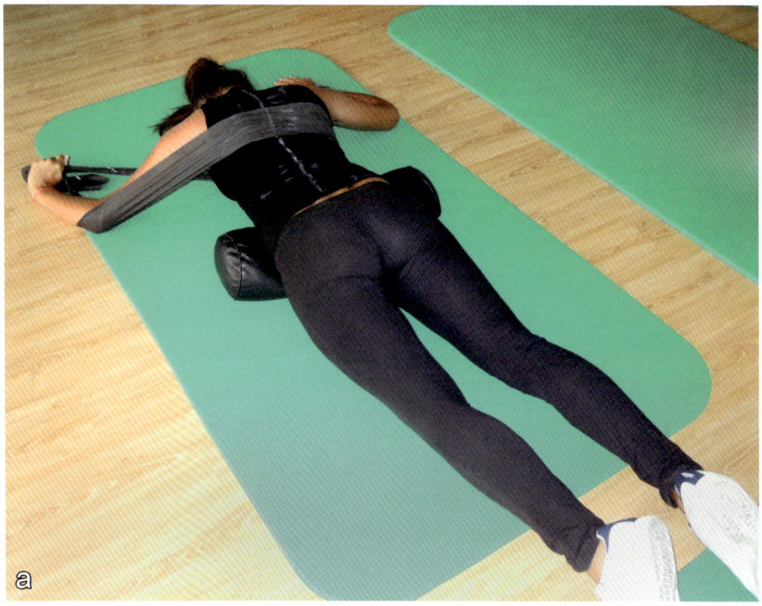

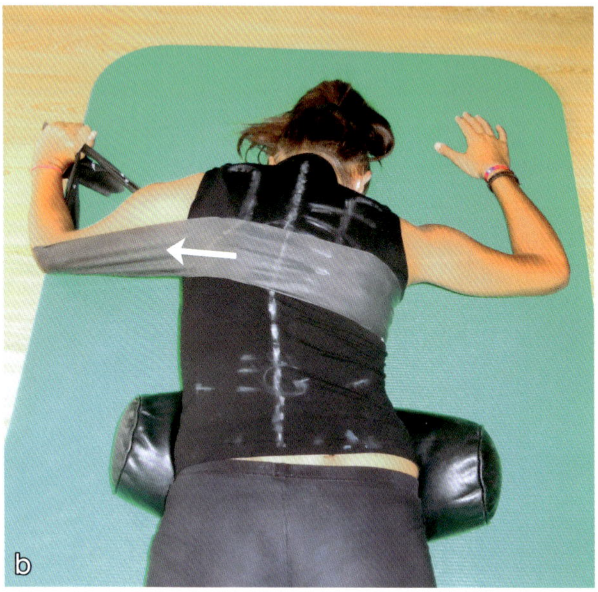

EXERCISE 5.12

자가 교정, 촉진하기 (Self-correction, facilitating) [브레이스(corset) 착용]

이것은 후면 커브(dorsal curve)의 3차원 교정이다.

실행 : 환자는 앙와위로 눕고 무릎은 들어 올린다. 탄력밴드는 등 부분과 상지를 덮기 위해 사용되며 팔꿈치를 보호하기 위해 주의를 기울인다. 호기 단계에서는, 공간의 세 평면에 대한 보정 원리를 통해 변형의 인식에 주의를 기울이고 상지와 고정된 지점을 유지한다. 브레이스를 입고 환자는 탄력밴드 위의 융기가 아닌 융기를 통해서, 탄력밴드를 수정, 심지어 최소한의 것들을 인식하며 교정하는 것을 배워야 한다.

관찰의 세 지점에서 본(a, b, c) 브레이스와 함께 실행, 왼쪽 상지에 의해 제공된 더 큰 저항을 가진 힘을 볼 수 있다(c) 브레이스 없이 실행(d): 세 공간에서의 교정을 추구.

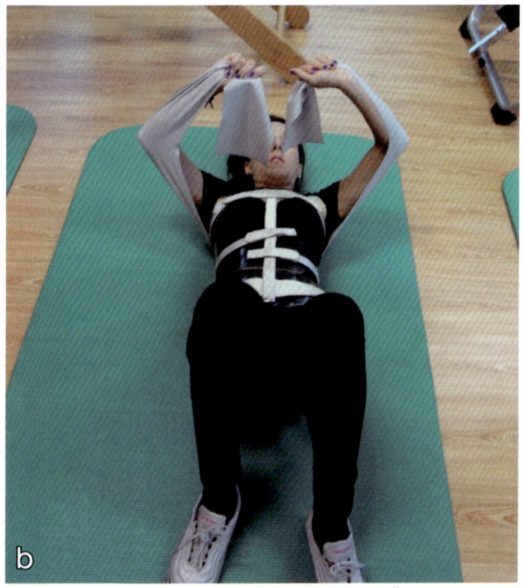

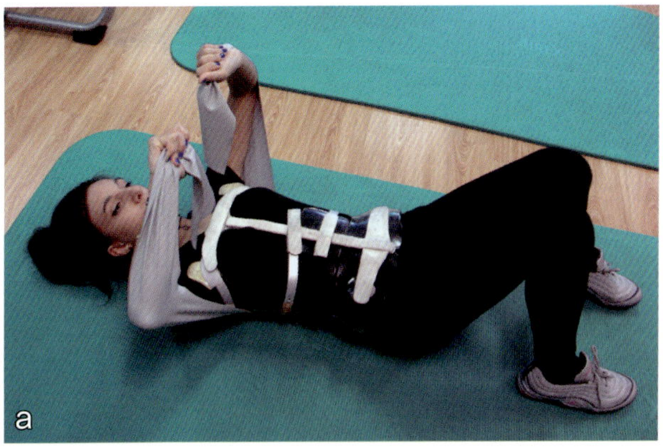

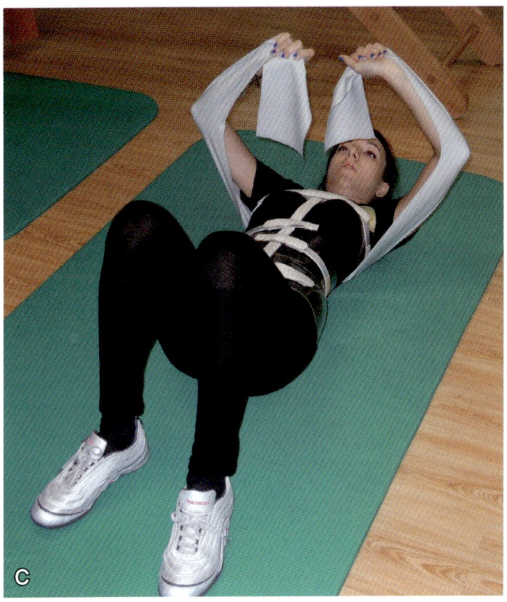

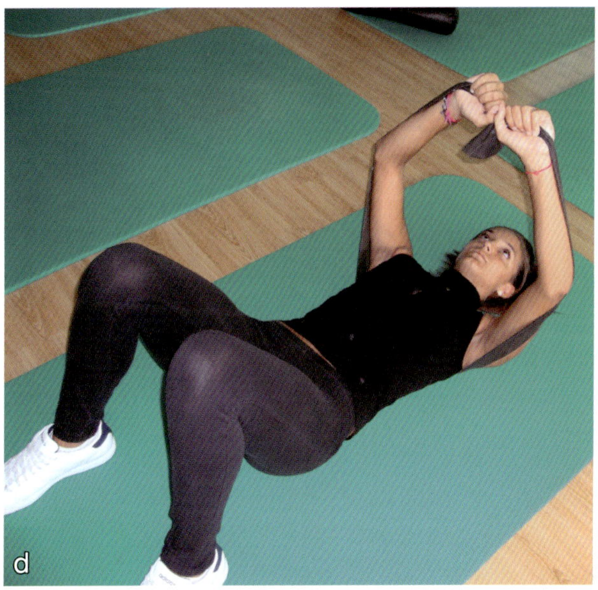

EXERCISE 5.13

자가 교정 (Self-correction)

이는 3차원 교정 및 후만증 유발 운동이다.

실행 : 운동은 브레이스(corset)를 입고 수행된다. 볼록 사다리가 첫 번째 가로대에 놓여 있다. 환자는 호흡 중에 골반 (a) 방향으로 탄력밴드(볼록 사다리 아래의 등받이에 고정되어 있음)를 당긴다. 밴드는 전면의 사다리에 묶어 고정시킨다. 호기 중, 환자는 3차원 교정(b)을 완성하기 위해 척추를 후면융기(dorsal hump) 반대쪽으로 후만화(kyphotizes), 측면화(lateralizes), 그리고 역 회전(de-rotate) 시킨다. 필요한 경우, 발을 머리 쪽으로 가볍게 당길 수 있다(보상 요추 커브의 오목면 쪽) (c).

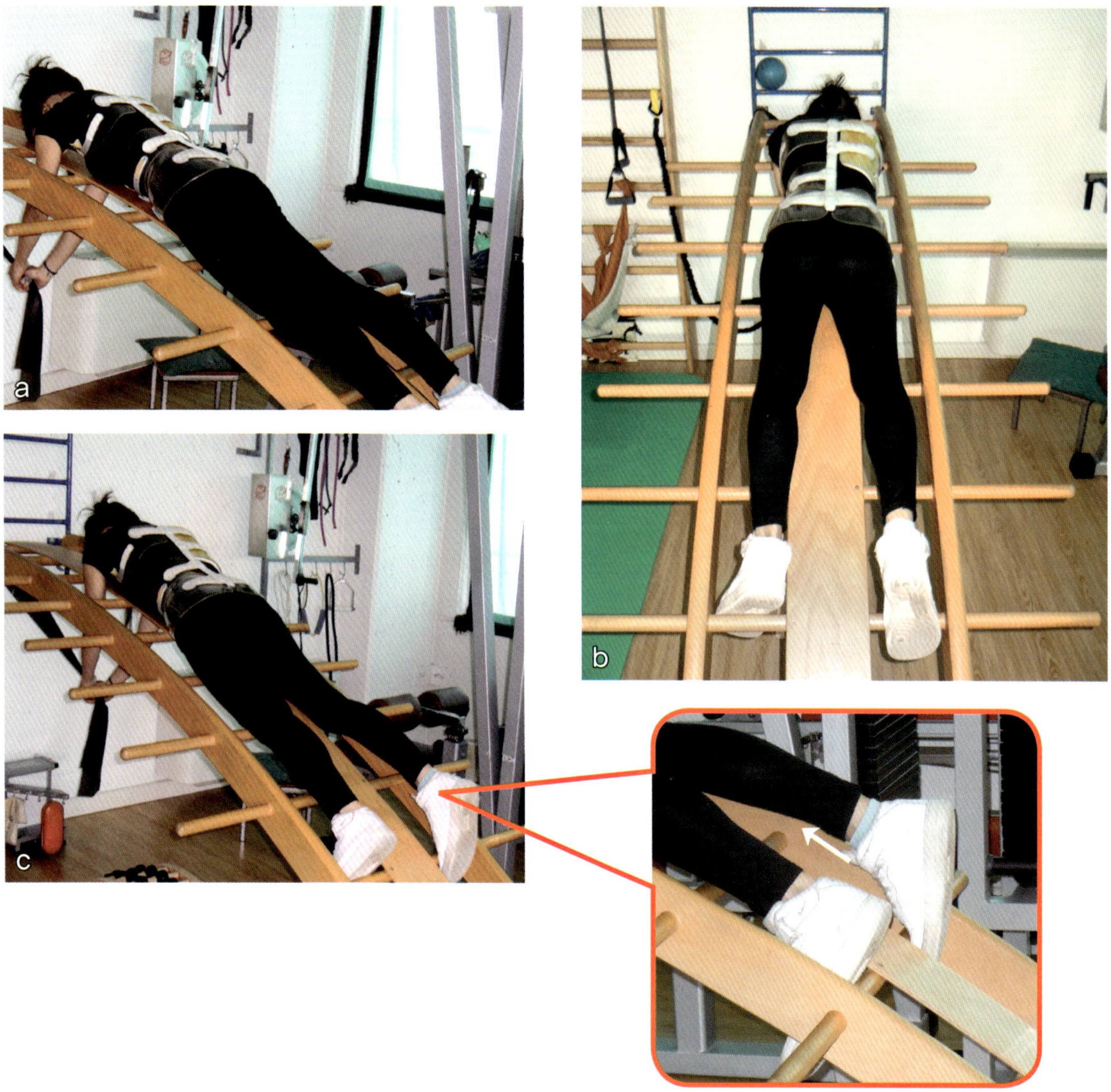

이전 운동은 브레이스(corset) 없이도 수행될 수 있다. 복부 아래의 쿠션 또는 롤러는 지지하는데 도움이 될 수 있다(d). 후면가동(kyphotization), 팔에 정적 수축의 받침점을 만들고, 다음 측면가동(lateralization) 및 역 회전(de-rotation)(e).
첫 번째 면에서, 교정 움직임이 잘 수행된 상태. 분필로 융기(hump)를 그리면 수정된 내용을 쉽게 읽을 수 있다(f).

B 집단

C 집단

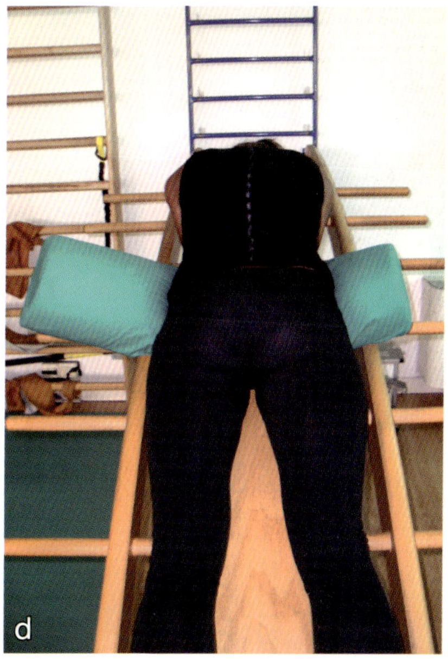
d

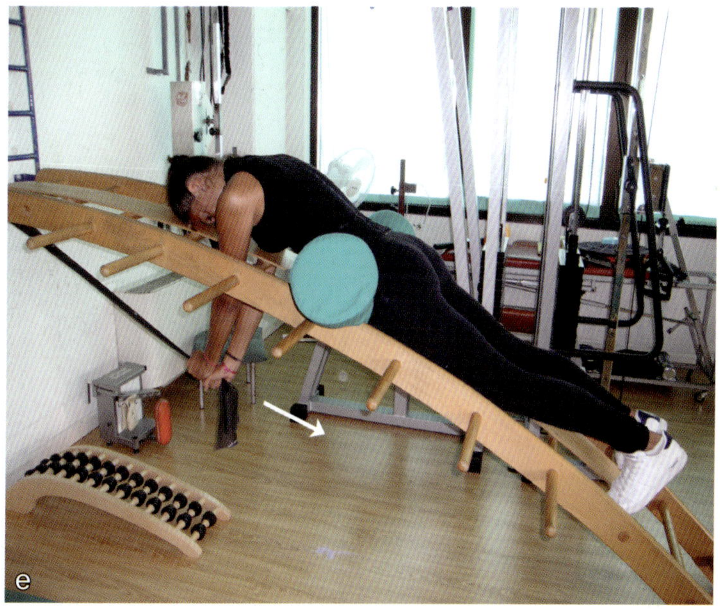
e

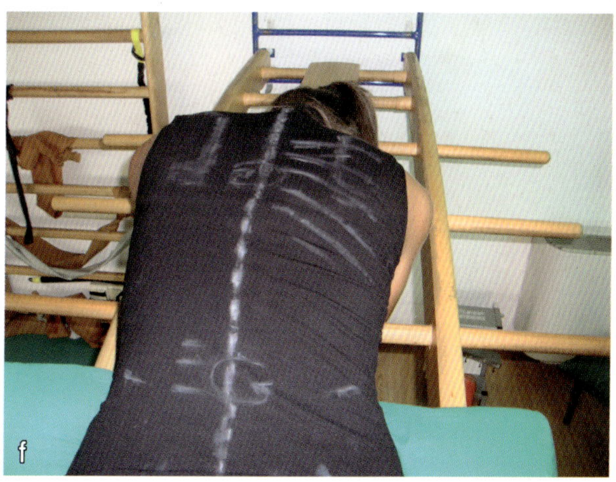
f

EXERCISE 5.14

보상되지 않은 스트레칭과 교정 (Decompensated stretching and correction)

이 운동은 자가 유도 신장과 후면융기(dorsal hump)의 교정을 수반하는 비대상성 스트레칭을 제공한다.

실행 : 후방 사슬의 비 보상 신장의 상태에서, 환자가 흡입한 후에 후만화를 만들고, 손으로 탄성 지렛대를 만든다(a). 다음으로, 후면융기(dorsal hump)의 삼차원 교정이 호기 중에 이루어지며, 탄성 초기에 상지의 리프팅 살짝 얻는다(커브의 오목부에 해당함). 그 다음에, 동일한 장력/당김 힘이 가해져서 측면화 및 역 회전을 유도하고, 3차원 보정(b)을 완성한다. 발 아래의 쿠션은 매트 위로 발을 미끄러짐을 촉진하는 간단한 기능을 가지고 있다.

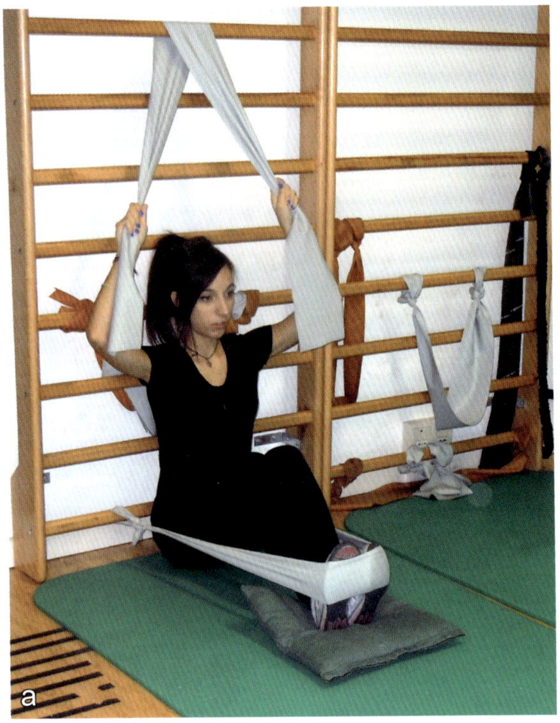

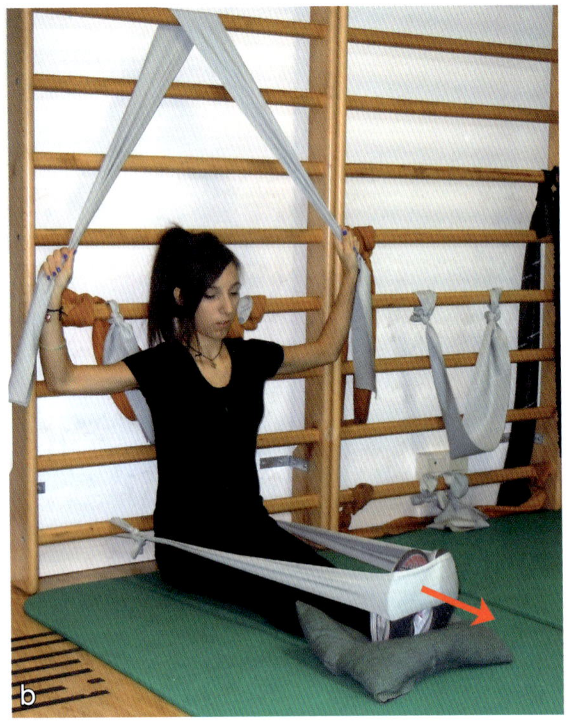

EXERCISE 5.15

근력 강화 (Muscular strengthening)

이 운동은 일반적인 근력강화와 하체 근력을 기르는 방법이다.

실행 : 환자는 바로 눕는다(앙와위, supine position): 하지는 수직으로 모이게 되고 다리는 교대로 구부러져서 탄성 저항에 대항하여 늘어난다(a).

이 운동은 브레이스(corset)를 착용하거나
(b) 브레이스(corset)를 제외하고,
(c) 모두 수행할 수 있다.

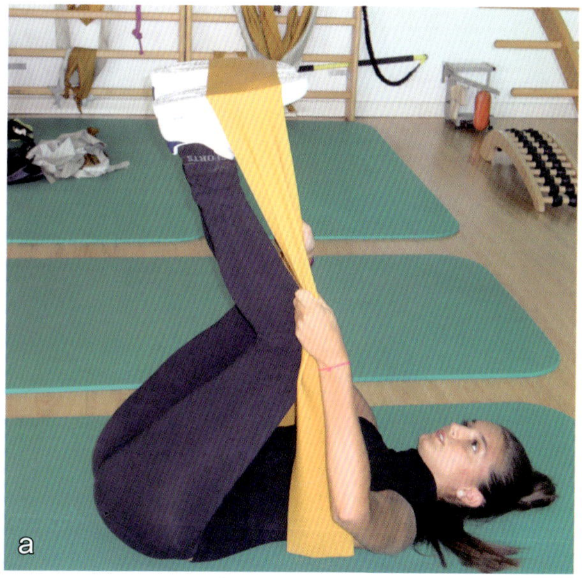

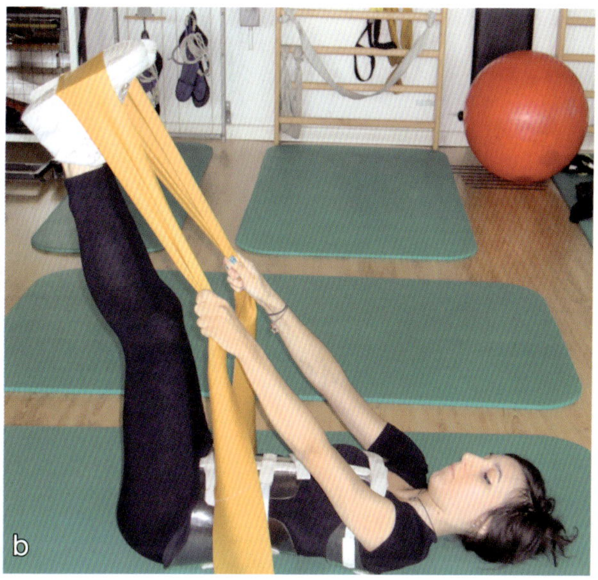

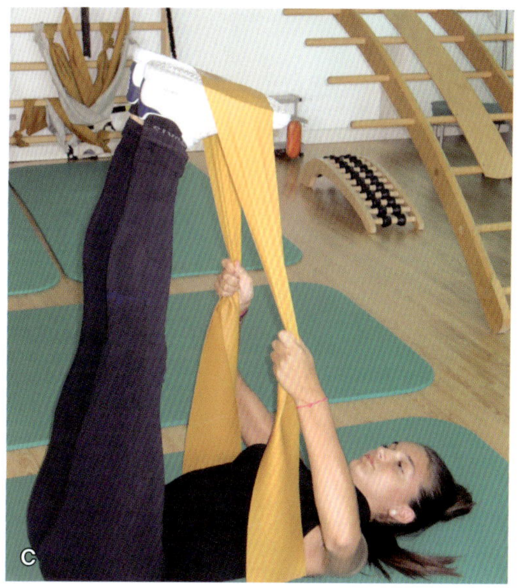

EXERCISE 5.16

근력 강화 (Muscular strengthening)

이것은 등 및 허리 교정과 복부 근육의 강화를 제공한다.

실행 : 환자는 벽 바로 앞에 눕고, 무릎 사이에 메디슨 볼(medicine ball)을 끼우고 다리를 올린다. 환자는 탄력밴드를 무릎 쪽으로 잡아당기고 (밴드는 머리 위 벽 바에 고정되어 있음), 복부 근육을 등척성 긴장 상태로 유지한다. 탄력 있는 지점을 만들면, 환자는 호기 중에 3차원적으로 척추측만증의 척추 만곡부를 교정한다.

무릎은 1 kg의 메디슨볼을 잡고 허리 융기 반대 편에서 골반과 함께 회전하여 보상을 줄인다. 이 운동은 브레이스를 착용한 것(a–c)과 브레이스 없이도(d, e) 수행할 수 있다.

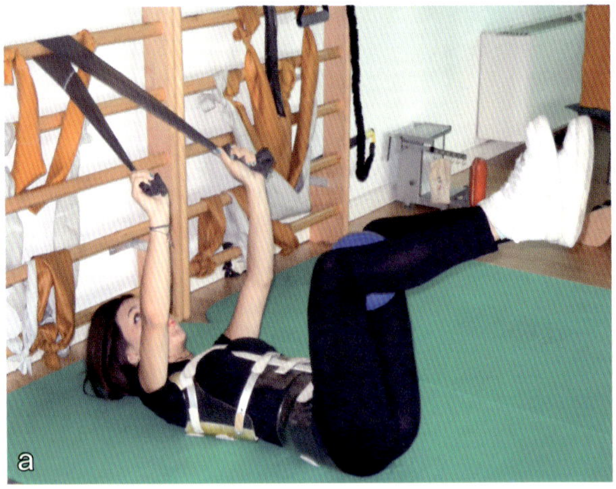

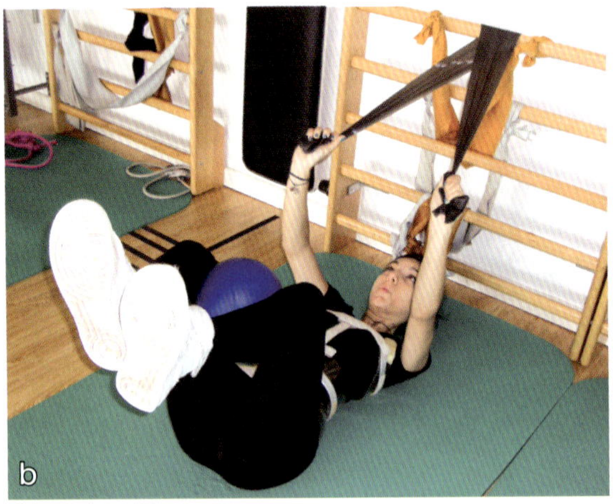

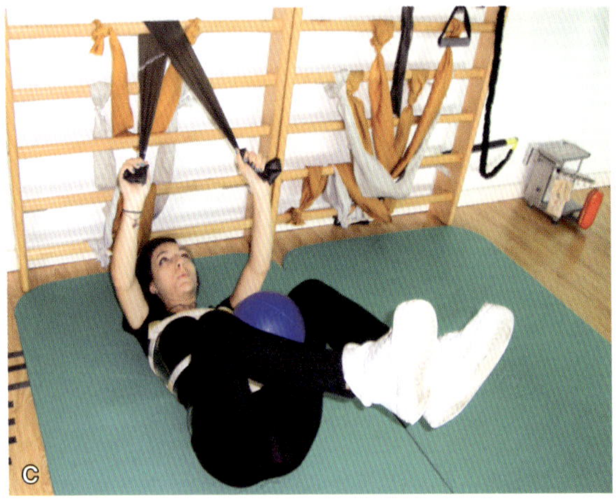

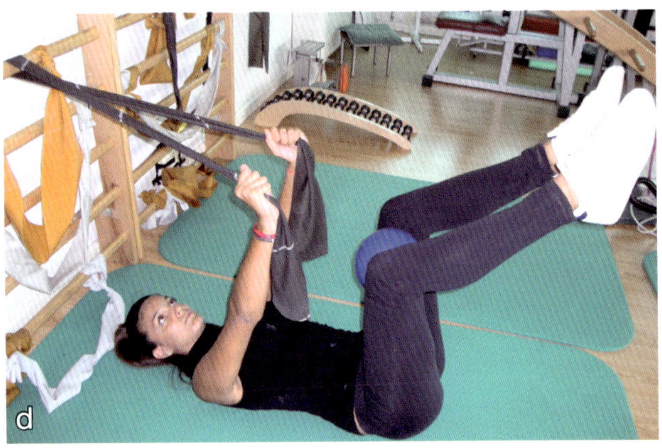

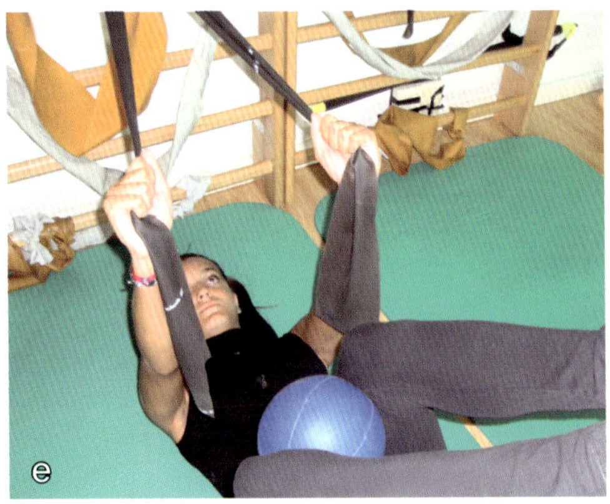

EXERCISE 5.17

후만화 교정 운동 (Kyphotizing corrective exercise)

척추 측만 커브의 자가 교정. 이 운동은 후만을 만들고, 호기 중에 등을 교정한다.

실행 : 환자는 요추 보상의 더 큰 교정을 위해 스위스 볼(Swiss ball)에 앉는다. 탄력밴드의 양쪽 말단은 월바(wall bar)에 연결된다. 탄력밴드는 팔꿈치를 감싸고 잡은 상태에서 탄성을 밖으로 밀면서, 후면가동(keyphotization), 측면가동(lateralization) 및 교정 방향으로의 역 회전(de-rotation)을 찾는다.

이 운동은 브레이스(corset)를 벗거나(a) 착용하면서 수행할 수 있다(b). 요추 보상의 추가 보정은 오른쪽 하지의 역행을 통해 이루어질 수 있다(d).

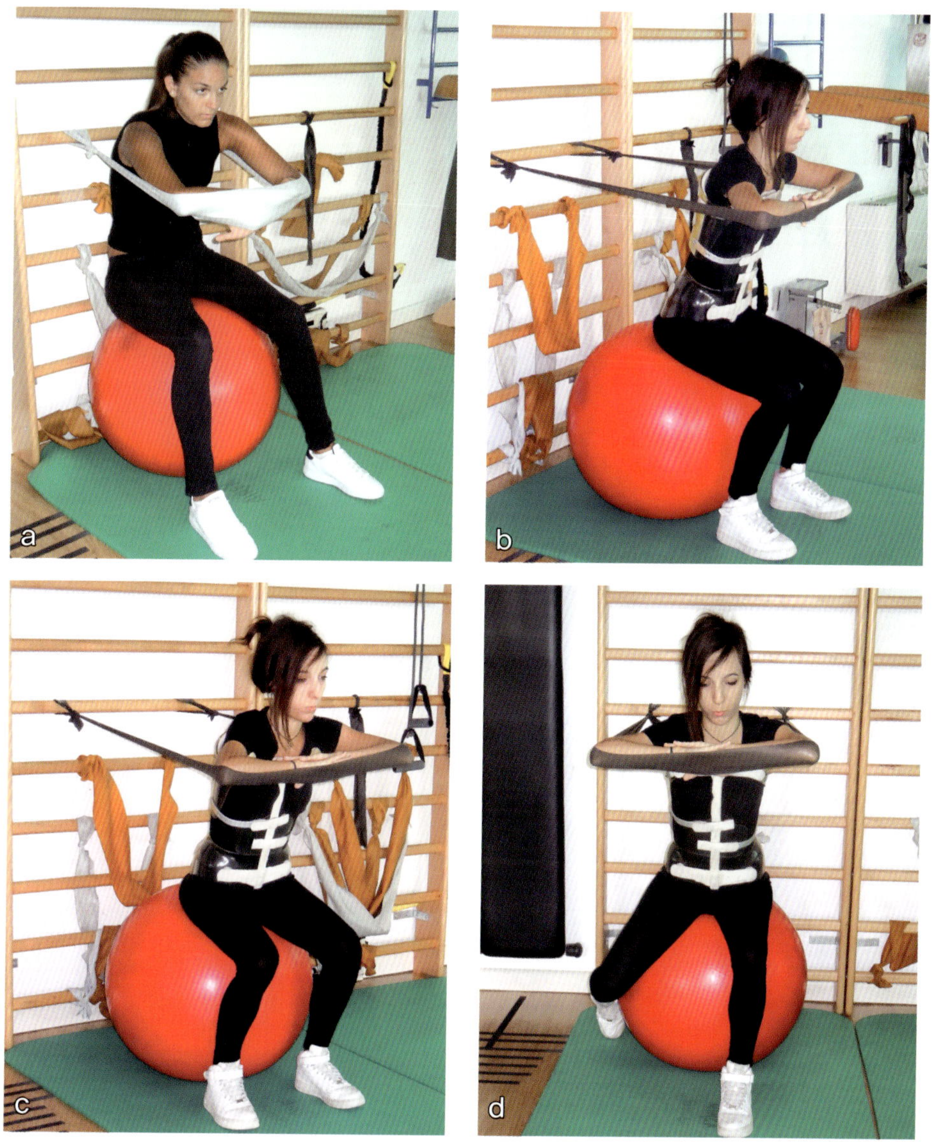

B 집단

C 집단

EXERCISE 5.18

근력 강화/교정 (Muscular strengthening/corrective)

이 운동의 목적은 3차원의 교정과 척추주위 근육의 강화이다.

실행 : 환자는 "Magri turtle"의 수직 투영 높이에 정확히 위치하며 스위스 볼(Swiss ball)에 앉는다. 이것은 환자를 위한 이상적인 높이의 월바(wall bar)에 연결된다. 탄력밴드의 끝은 월바에 묶여 있다. 탄력밴드를 잡고 팔꿈치를 감싸고 탄성체를 바깥쪽으로 당긴다. 환자는 머리를 "turtle" 쪽으로 밀어 넣는다. 수정 및 강화의 목적을 위해 고정된 지점을 찾는다.

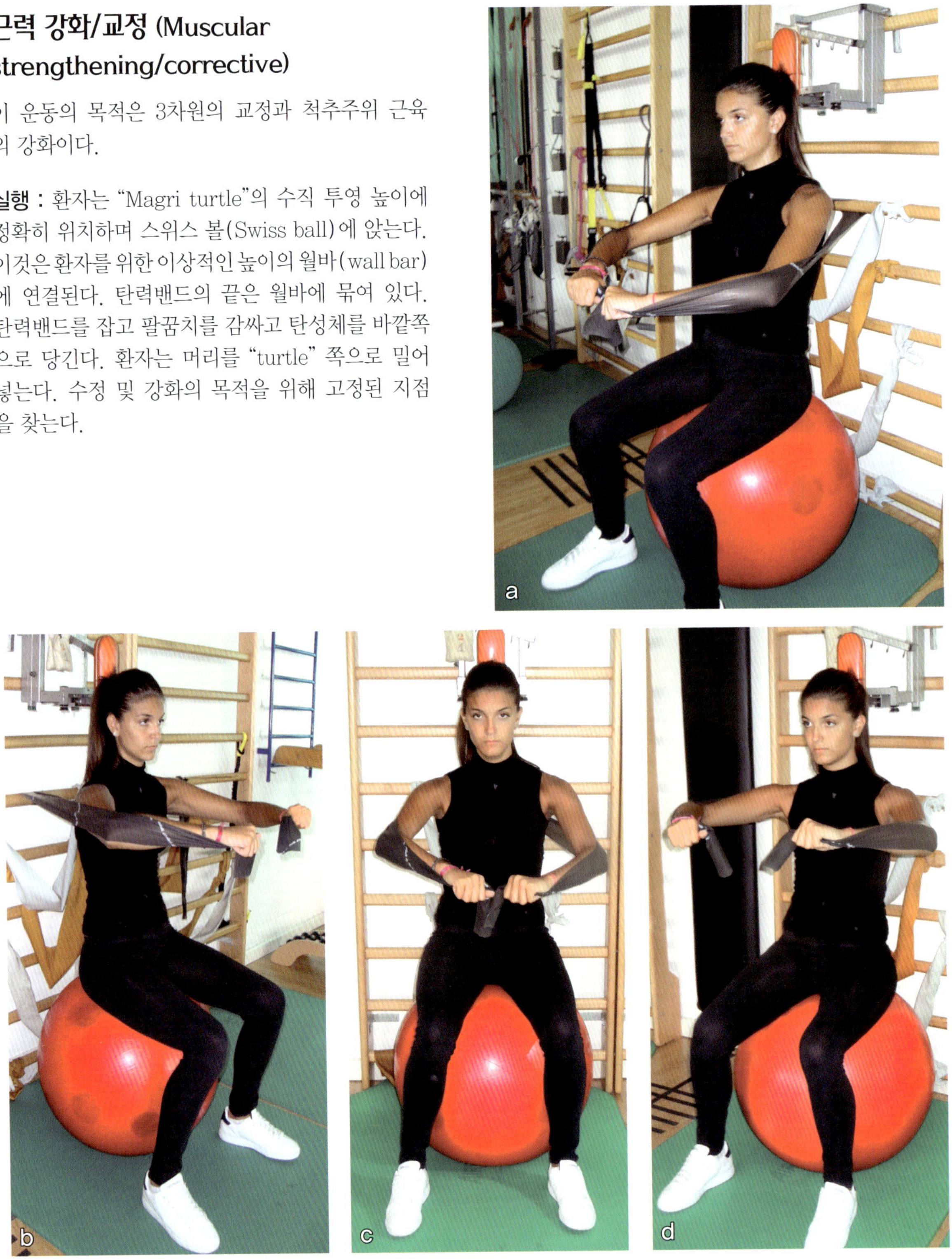

변형 : 브레이스(corset)를 착용한 환자에게 동일한 자세로 운동시킨다. 달성된 정정 사항은 이 연습에서 통합된다.
스툴(stool)도 좌석용으로 사용할 수 있다. 그러나 공은 한쪽 다리의 역행으로 인한 요추 보상의 교정 가능성 때문에 권장된다(f).

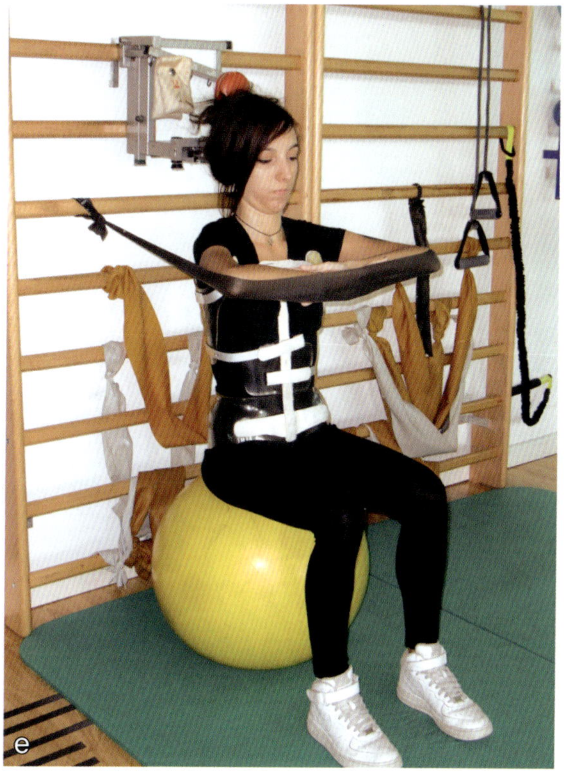
e

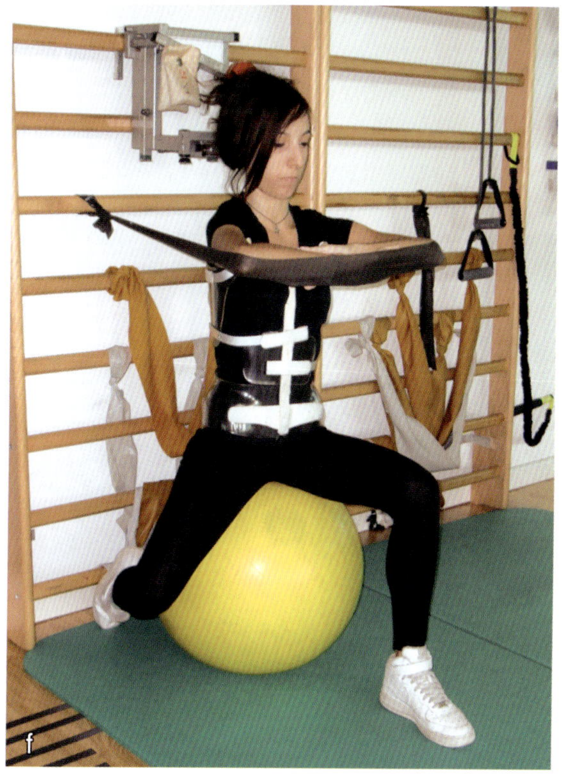
f

Magri turtle: 사용된 장치는 친구이자 동료인 Magri 선생에 의해 고안되었으며 일반적으로 "Magri turtle"(la tararuga Magri)로 불려진다. 적절한 높이의 월바(wall bar)에 쉽게 걸리고 환자가 척추주위의 근육을 강화하면서 스트레칭 할 수 있다. 이 경우에는 셀프 스트레칭 외에도 공간의 세 평면에 필요한 보정을 수행/촉진하기 위한 고정 점으로 사용된다.

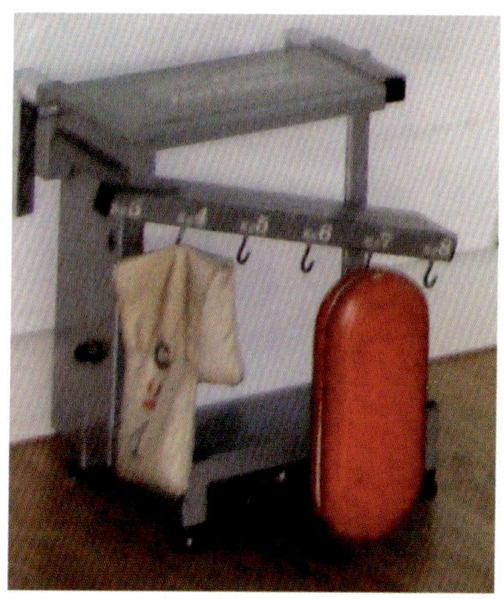

EXERCISE 5.19

근력 강화/교정 (Muscular strengthening/corrective)

이 운동의 목적은 척추주위 근육의 강화와 3차원적 교정이다.

실행 : 환자는 환자의 이상적인 높이에 월바(wall bar)에 걸려있는 "Magri turtle"의 수직 투영 위에 정확하게 위치한 의자에 앉는다. 끝단이 월바에 부착된 탄력밴드가 가슴 위에 위치한다. 이 탄력밴드는 오른쪽 후면융기(dorsal hump)의 교정을 용이하게 하기 위하여 왼쪽에 양쪽 끝을 월바(wall bar)에 묶는다. 팔은 첫 번째 것보다 강도가 덜한 두 번째 탄력밴드를 잡고 후면융기(dorsal hump)에 당기는 힘을 가하기 위해 끌어당긴다. 3차원 교정은 탄력밴드를 미는 것과, 머리를 거북이처럼 만드는 것과 함께 유도된다(a–e).

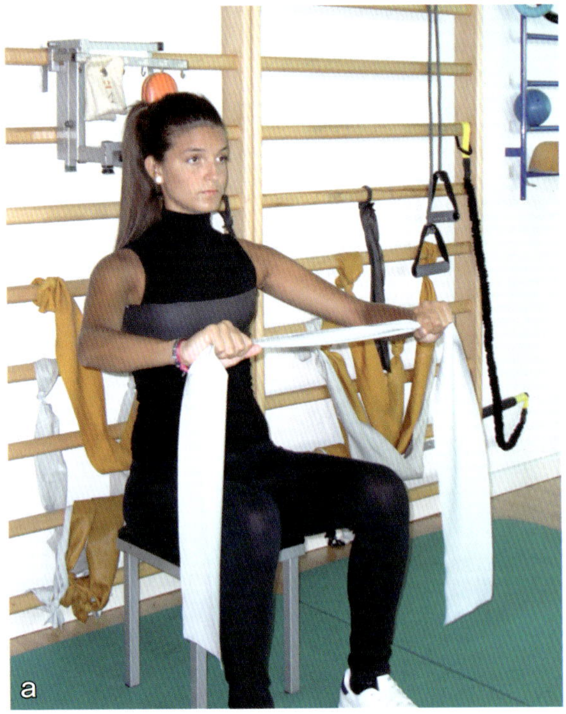

a

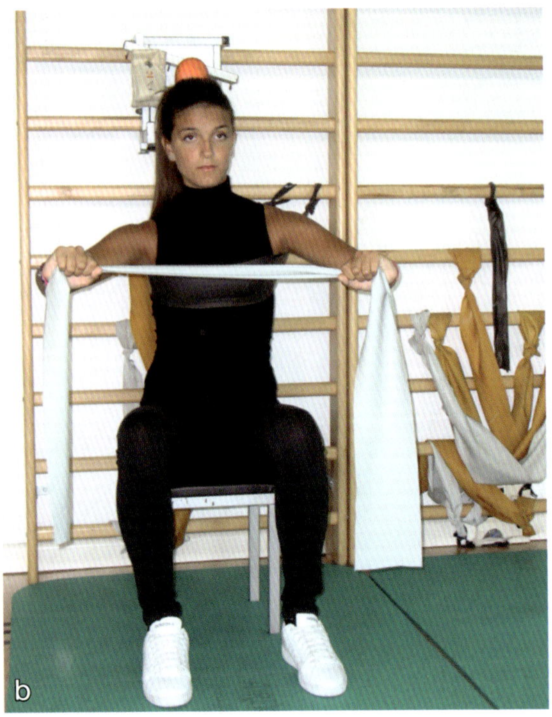

b

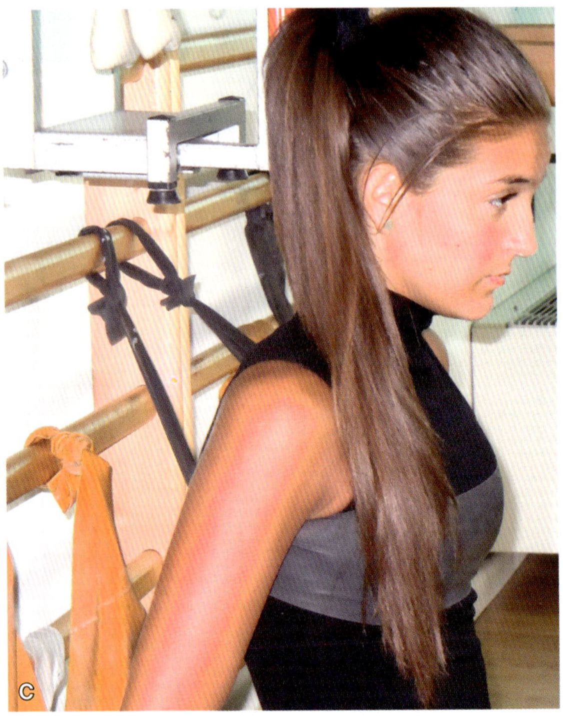

c

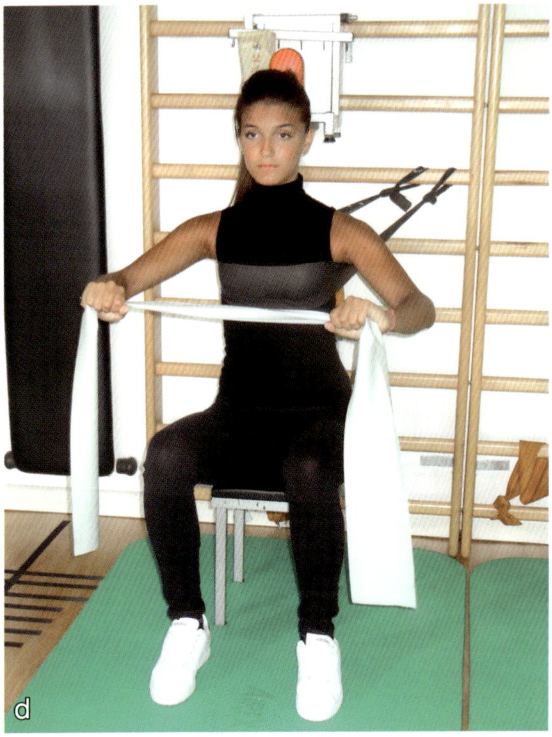

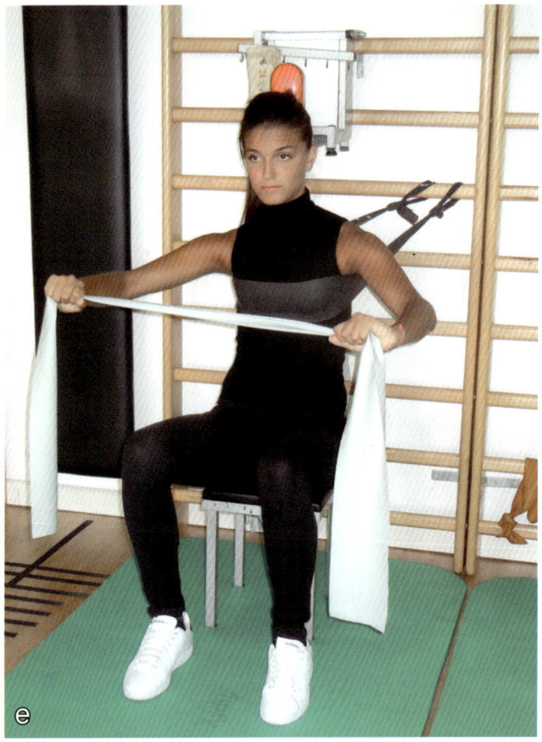

변형 : 이 연습은 좀 더 어렵게 만드는 변형으로 실행될 수 있다. 스위스 볼(Swiss ball)에 앉아 있으면 보상 곡선을 수정할 수 있다. 가슴에 저항성이 강한 탄력밴드(연한 회색 색상)를 사용하면 운동이 어려워진다. 우리는 탄력밴드(색과 저항이 다른)의 선택은 치료사가 환자의 상황과 관련하여 적절하다고 평가하는 것이어야 한다는 것을 상기시켜 준다.

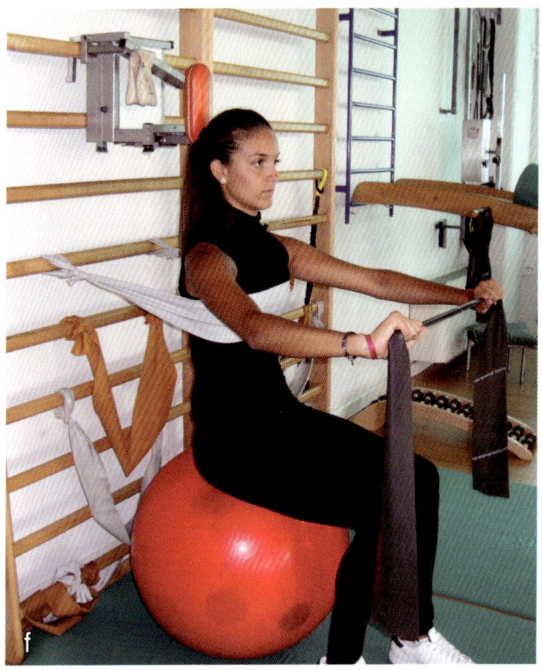

EXERCISE 5.20

3차원적 교정 (Three-dimensional corrective)

이 운동은 후만화(kyphotizing)와 3차원적 자가교정(self-correction)을 포함한다.

실행 : 가벼운 스트레칭은 앉은 자세에서, Magri 셀프스트레처의 고정점 자세에서 탄력밴드를 등 주위에 감고 시작한다(a); 3차원적 자가교정이 행해진다〔후면가동, 측면가동, 역 회전; (b)〕.

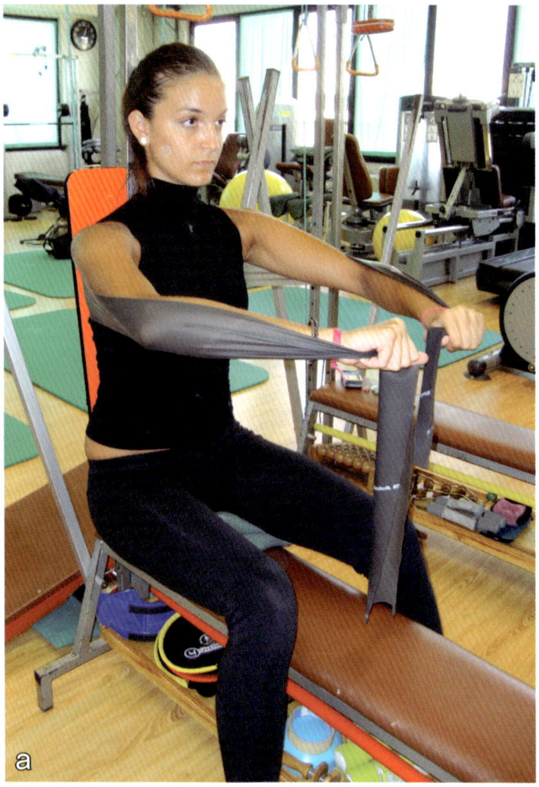

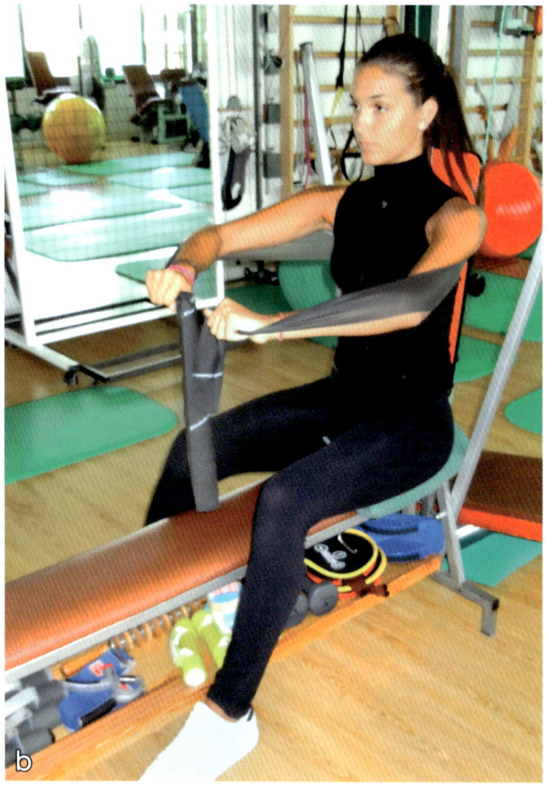

Magri 셀프스트레처 – Magri 교수에 의해 시작되었고, 60-70 년대에 척추스트레칭과 자가교정을 위해 사용되었다. 이 경우에서, 기구는 Pivetta 고정벤치에서 실시된다. 또한, 자가교정을 위하여 환자는 거울 앞에서 자세를 취한다.

EXERCISE 5.21

근력강화 (Muscular strengthening)

교정과 함께 수행되는 복근 강화운동.

실행 : 월바 앞에서 무릎을 꿇고, 환자는 탄력밴드를 몸 쪽으로 당긴다(무릎 쪽으로). 이때 복근의 등척성 수축이 수행된다〔코어 안정화 또는 요추-골반안정화(a)〕. 숨을 내뱉는 동안에, 손이 지렛대 역할을 하게 되며 환자는 아랫방향으로 당기고, 3차원적 자가교정을 행하게 된다: 후면가동, 측면가동, 역 회전(b).

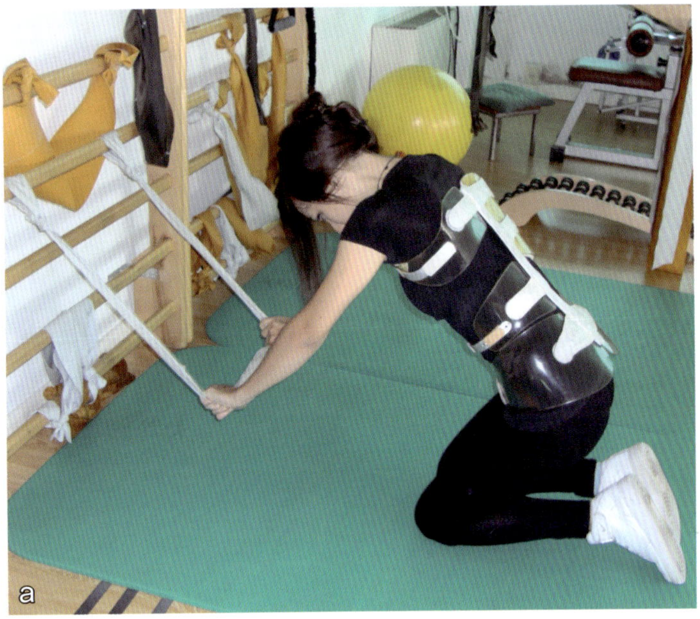
a

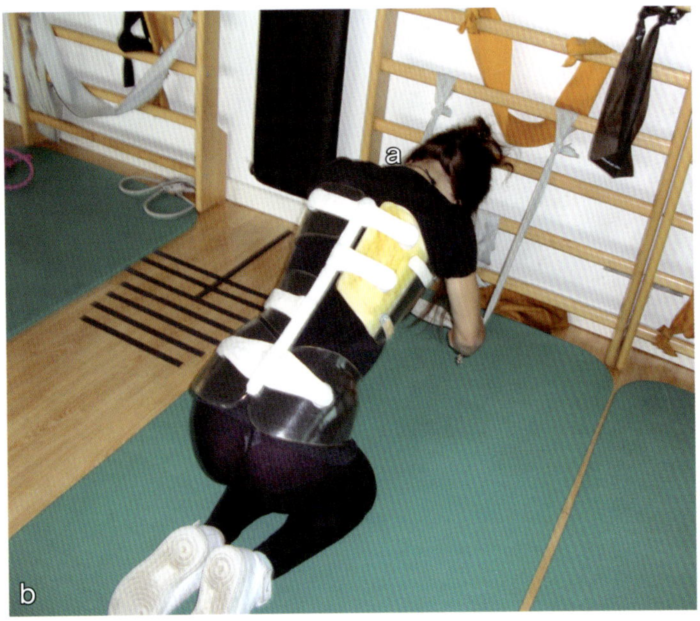
b

B 집단

C 집단

EXERCISE 5.22

근력강화 (Muscular strengthening)

목적 : 하체 근력강화

실행 : 탄력밴드를 적당한 크기로 발 주위에 묶고 손은 양옆으로 위치시킨다. 환자는 번갈아가며 다리를 드는데, 탄력밴드의 일정한 탄성을 유지시키도록 한다. 이 운동은 브레이스를 입거나 입지 않고 수행한다.

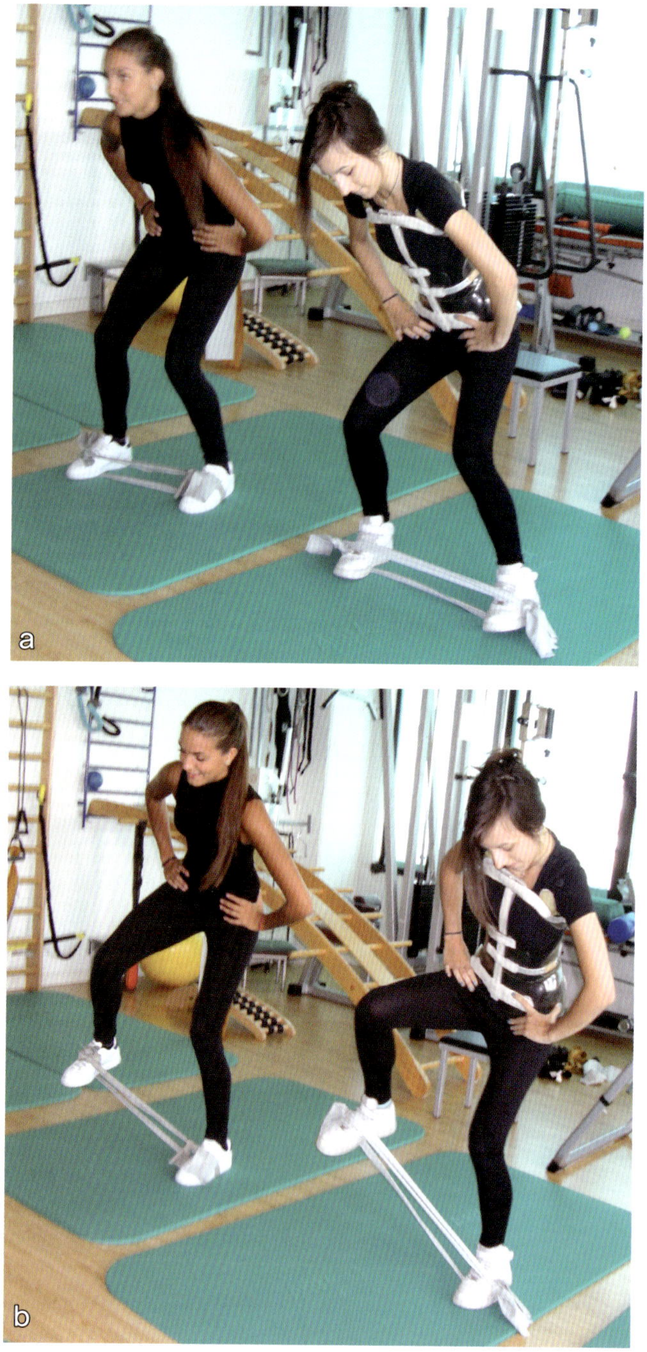

EXERCISE 5.23

인지능력과 근력습득 (Gaining of awareness and strengthening)

이 운동은 결함인지능력과 근력강화(척추옆근육군, paravertebral muscles)를 습득하기 위해 실시된다.

실행 : 거울 앞에서 탄력밴드를 머리 위에 위치시키고 시작한다(손은 바닥에 편안히 둔다). 환자는 조절된 관상면 자세에서 척추 스트레칭을 실시한다. 골반의 불균형적 보상작용을 방지하기 위해, 쿠션을 둔부 밑에 위치시킨다.
숨을 내뱉는 동안에, 후면가동, 측면가동, 역 회전의 3면(3 phases)을 통해 자가 운동이 수행된다.

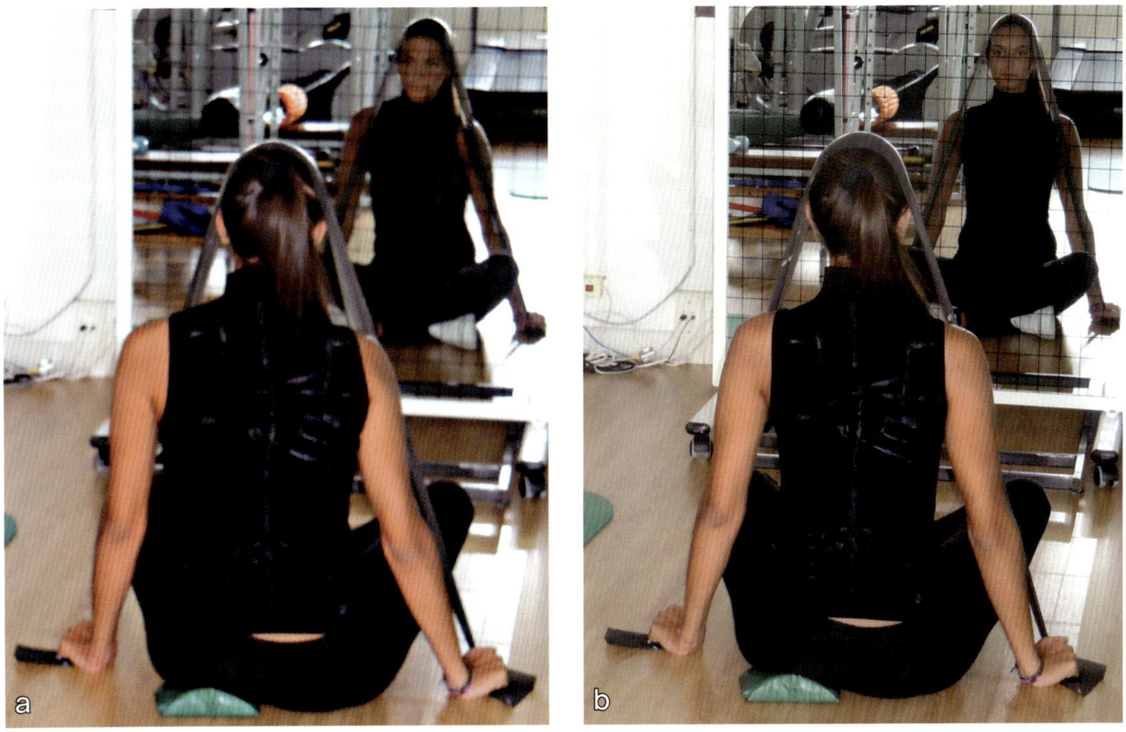

(a) 시작자세;
(b) 3차원적 자가교정: 후만화(kyphotizing), 측면화(lateralizing), 그리고 역 회전화(de-rotating).

EXERCISE 5.24

불안정화 교정 (Corrective destabilizing)

운동학적인 관점의 교정.

실행 : 거울 앞에서 움직이는(tilting) 면 위에 앉아서, 탄력밴드를 둔부 밑에 위치시킨다(a). 팔꿈치를 탄력밴드에 대고, 상체를 약간 앞쪽으로 기울인다. 이 상태에서 환자는 3차원적 교정을(후면가동, 측면가동, 역 회전) 숨을 내뱉는 동안 실시한다(b, c). 요추의 보상적 움직임을 줄이기 위해 쿠션을 한쪽 둔부 밑에 위치시킨다.

시작자세 (a);
교정: 후측 (b) 그리고
대각선 모습 (c)

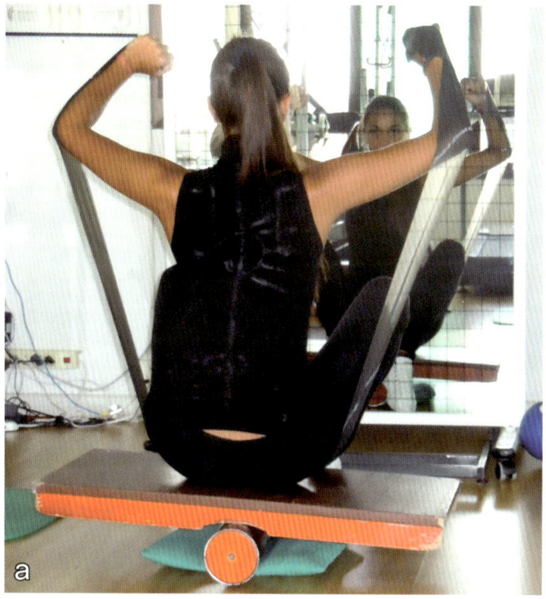
a

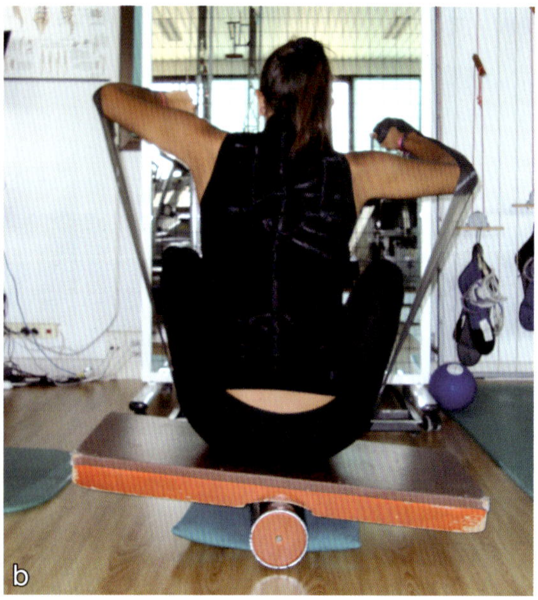
b

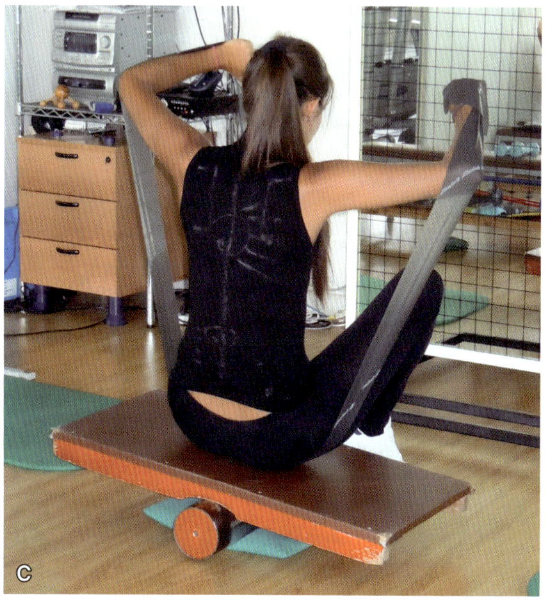
c

EXERCISE 5.25

비대칭적 교정 (Asymmetrical corrective)

이 운동은 후면융기(dorsal hump)의 자가교정 운동이다.

실행 : 탄력밴드를 월바의 가장 높은 가로대에 묶고, 환자는 밴드를 비대칭으로 잡는다 〔교정적인 움직임을 장려하기 위해 후면융기 반대쪽 손을 높게 잡는다(a, b)〕. 몸은 전적으로 긴장감을 풀고(c) 무릎을 구부리고, 요추의 볼록한 쪽(lumbar convexity) 반대방향으로 회전시킨다(d).

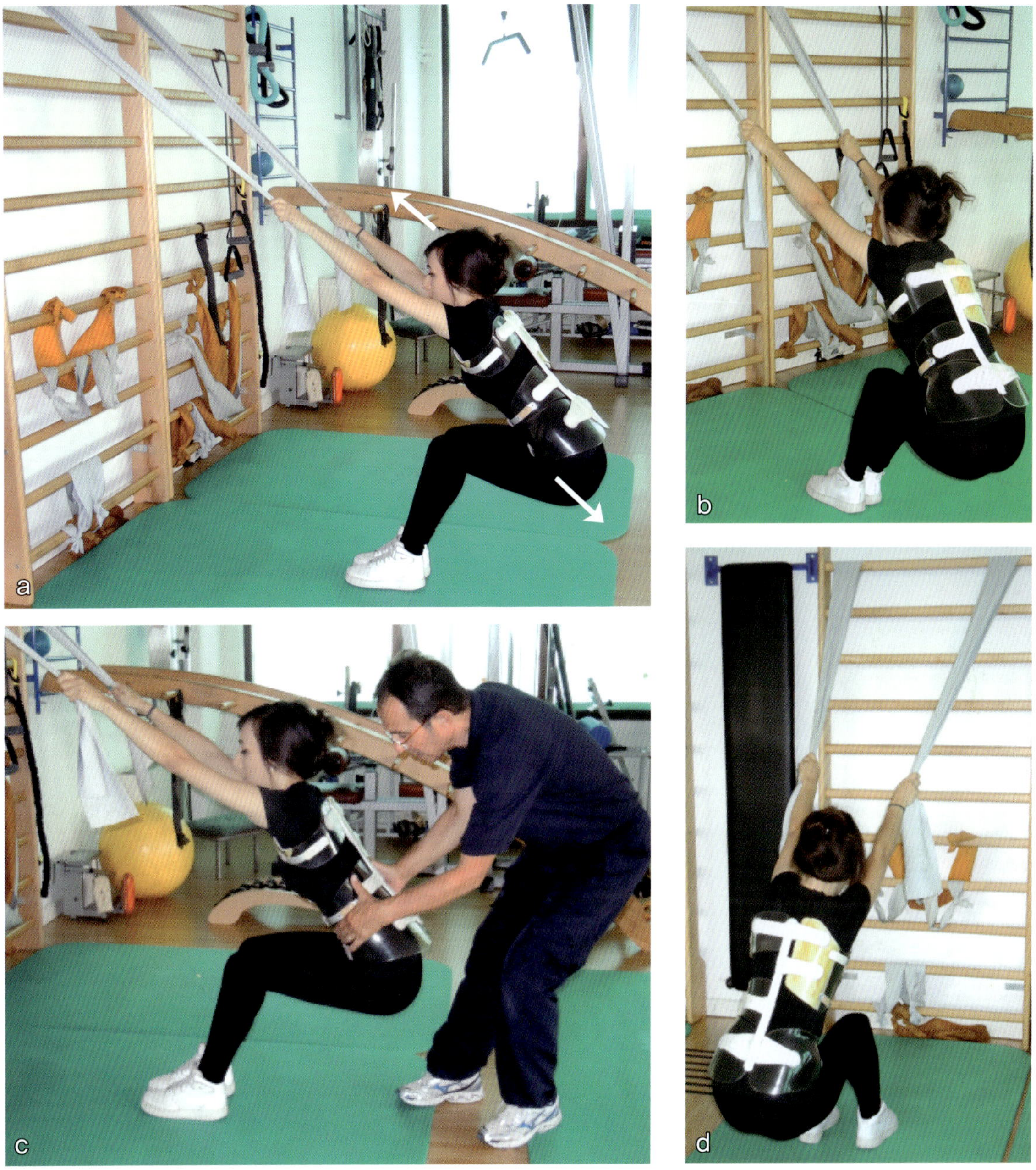

EXERCISE 5.26

비대칭적 교정 (Asymmetrical corrective)

본 비대칭적 교정 운동은 Ro-Plan Fly 기구(Rovatti Plan®의 트레이드마크)를 사용한다.

실행 : 환자는 척추옆 주위근육의 긴장감을 이완시키고 척추에 가해지는 압박을 감소시키기 위해 Ro-Plan Fly를 사용한다. 다음, 척추에 압박이 완전히 해소된 상태에서 환자는 3차원적 자가교정 운동을 수행한다(후면가동, 측면가동, 역 회전). 환자는 요천추부에 즉각적인 편안함을 느끼게 될 것이다.

이 운동은 브레이스를 입고(a–d) 또는 입지 않고 수행한다(e, f).

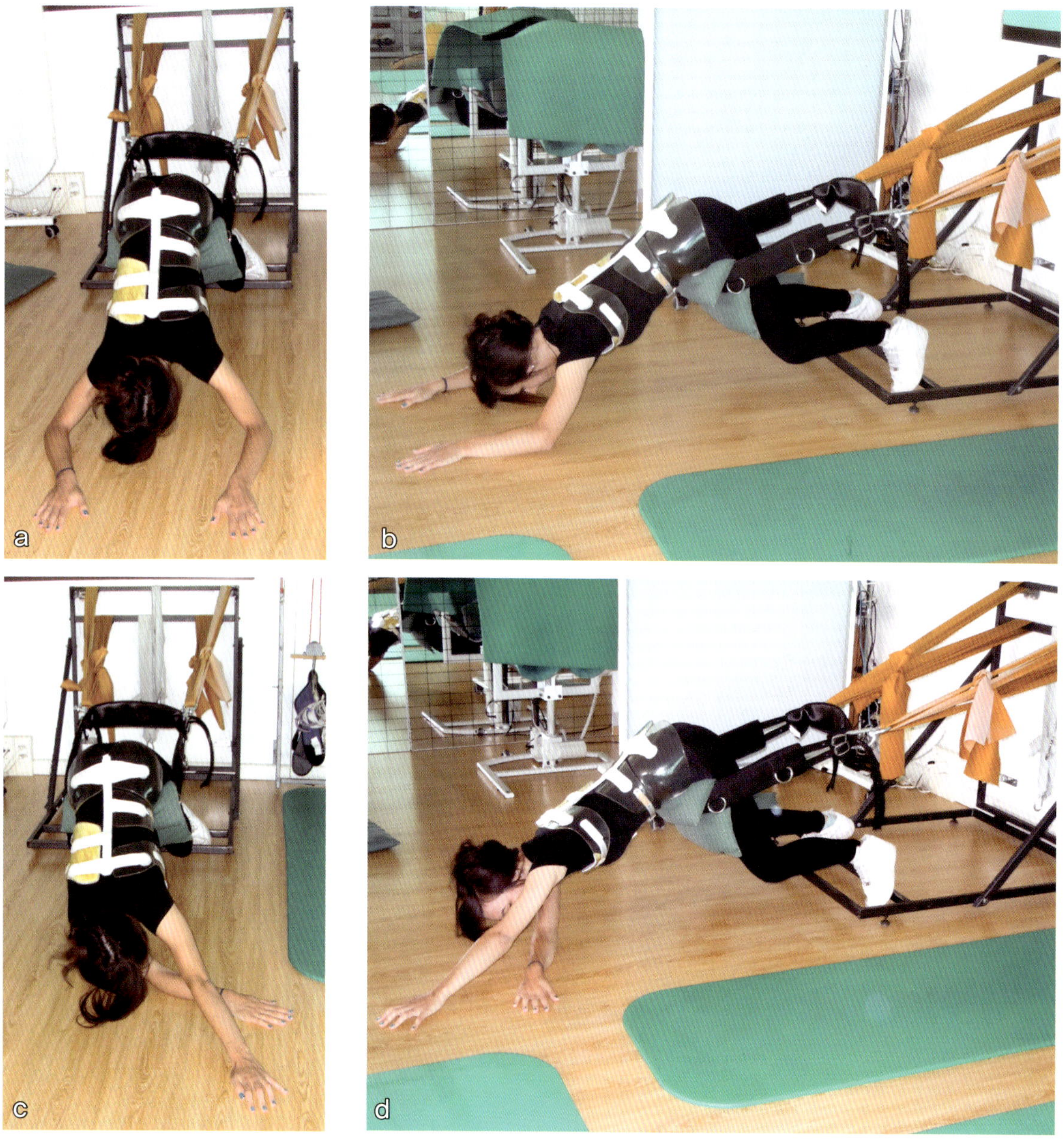

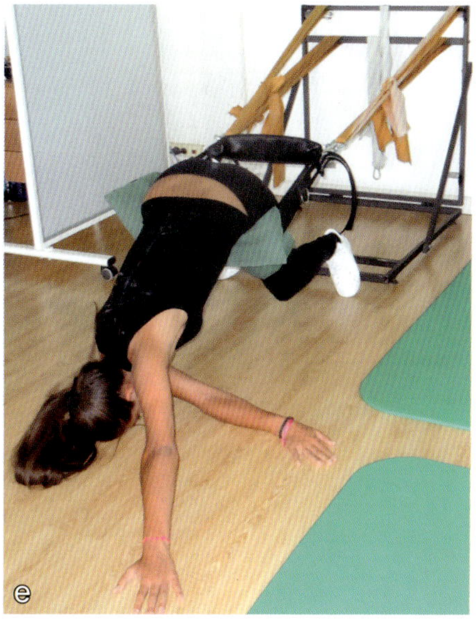

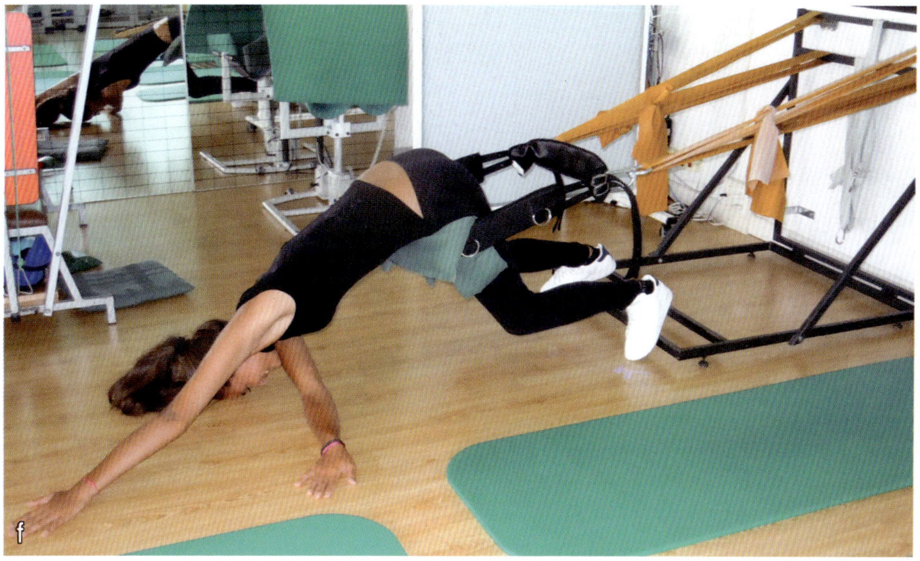

Ro-Plan Fly®: 본 기구는 Rovatti Plan®의 부분으로 고안되고 특허되었으며, 척추에 가해진 압박을 감소를 촉진시켜 척추통증 치료를 위해 사용한다. 이 경우에는, 골반에 역동적 중지점(stopping point)으로서 사용되며 흉부교정을 촉진시킨다. 또한 요추의 보상적 만곡을 억제시키는데 도움이 된다. 필요한 저항과 탄력밴드 사용을 위해서 체중/신장/체력의 세심한 평가가 요구된다. 본 기구의 유용함은 후만증과 전만증 모두의 요추신전을 위한 많은 혜택과 즉각적인 효과이다. 동적긴장을 위해 처방된다. 예를 들어, 척추염좌(요추의 통증회피, lumbar antalgic position)에 즉각적으로 도움을 준다.

EXERCISE 5.27

비대칭적 교정 (Asymmetrical corrective)

이 운동은 비대칭적 자가교정 운동이다. 탄력밴드는 3차원적 교정을 촉진하기 위해 사용한다.

실행 : 환자는 테이블 위에 자세를 잡고, 교정을 유리하게 하기 위해 당기는 자세에서 왼손을 오른손보다 약간 앞으로 위치시킨다. 원통쿠션을 복부 밑에 두고, 탄력밴드를 치료하려고 하는 주변에 위치시키고(후면융기 주변에 감는다), 팔꿈치는 탄력밴드 안쪽에 위치시킨다(a). 후면가동, 측면가동, 역 회전을 수행한다. 요추의 보상적 움직임은 무릎을 약간 구부리고 요추 주위의 긴장을 이완한 상태에서 왼쪽 방향으로의 다리 측면이동(lateralizing)(오른쪽 방향의 요추 보상적 커브인 경우)으로써 도움을 받을 수도 있다.

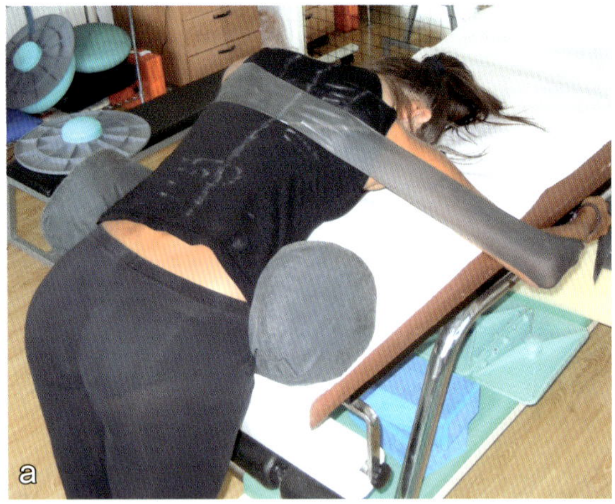
a

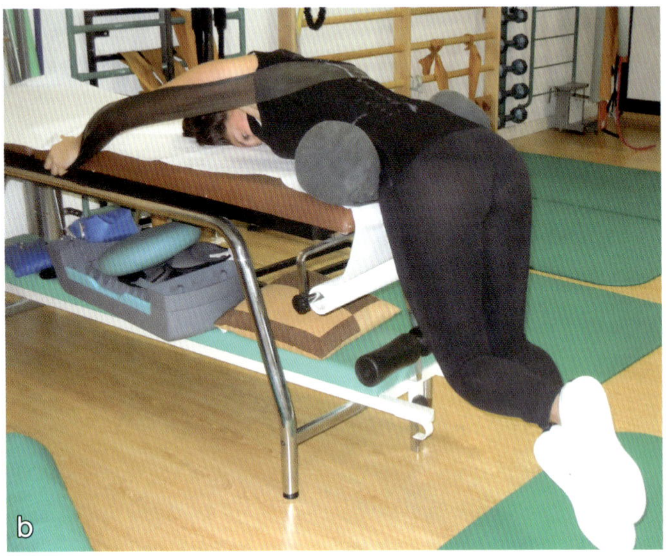
b

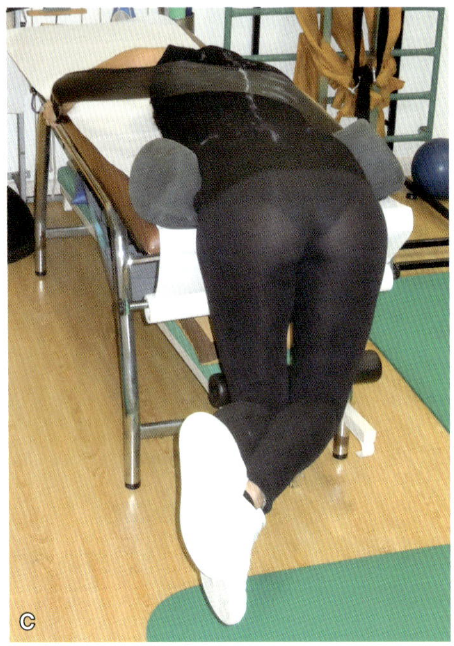
c

EXERCISE 5.28

3차원적 자가교정 (Three-dimensional corrective)

이 운동은 후만화이고, 후면커브와 억제적 2차적 요추커브(secondary lumbar curve)의 3차원적 자가교정을 유도한다.

실행 : 환자는 오른쪽 다리를 내전시키고(허들자세) 왼쪽 하체는 월바 쪽으로 편안하게 두고 요추의 보상적인 커브를 포함하고 앉는다. 월바에 부착시킨 탄력밴드를 척추측만 후면 부분에 감는다. 왼팔을 접어서 반대쪽 팔 위에 위치시킨다(a). 상체는 약간 앞쪽으로 기울이고, 3차원적 교정을 수행한다(b): 후면가동, 측면가동, 역 회전

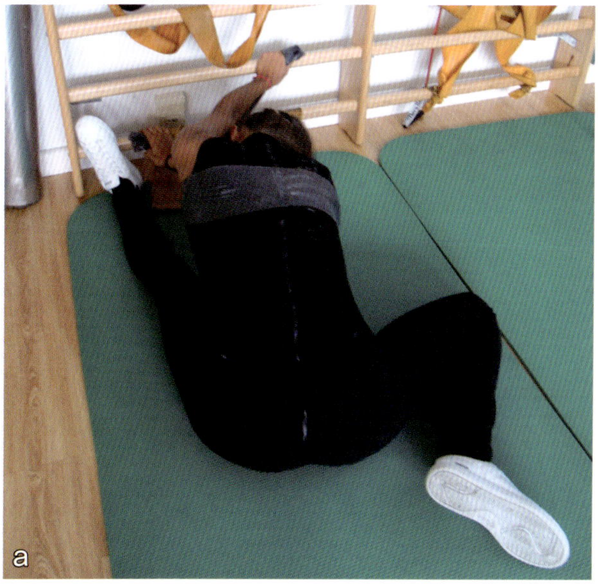
a

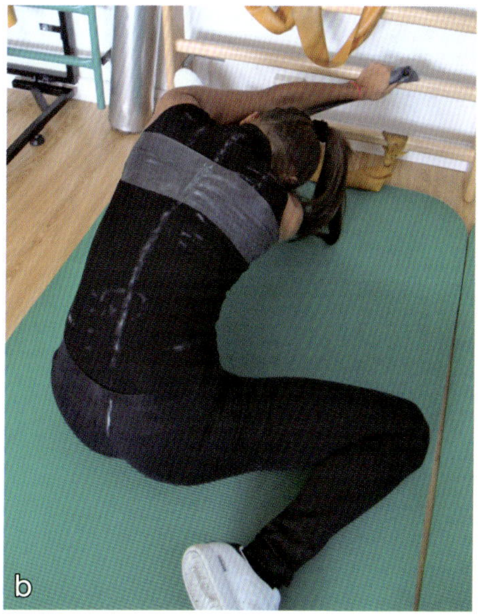
b

변형 : 순전한 오른쪽 등부위 측만인 경우에, 환자는 월바 앞에 다리를 벌리고 발은 첫 번째 레벨에 편안히 위치시킨다(c).

오른팔을 두 번째 레벨의 월바에 두고 살짝 민다. 왼팔은 (오른쪽 보다) 위쪽 레벨에 위치시킨다. 왼손으로 후면융기 위로 감싼 탄력밴드의 양쪽을 모두 잡고, 왼쪽 팔꿈치는 탄력밴드 양 가운데에 위치하도록 둔다. 3차원적 교정움직임은 오른손으로 수행된다.

왼쪽 둔부 밑에 간격을 확보하기 위해 사용하는 것과 전방으로 회전된 (좌측) 늑골로부터 오는 감압효과를 위해 작은 짐볼 사용은 반대측 요추만곡을 잡아주는데 도움이 될 수 있다.

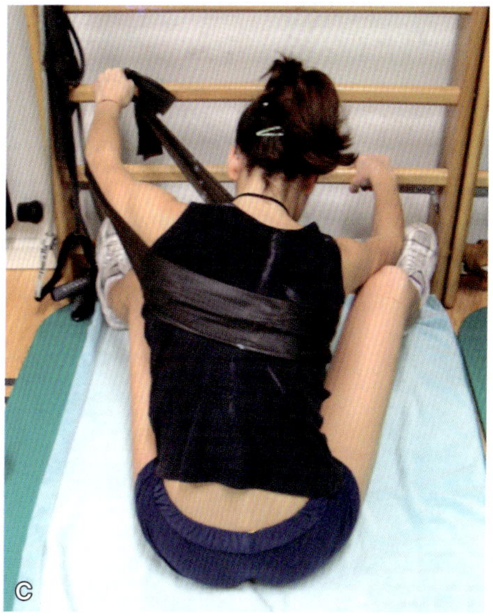
c

B 진단

C 진단

EXERCISE 5.29

교정 (Corrective)

이 운동의 목적은 오른쪽 후면융기의 교정을 위함이다.

실행 : 환자는 요추의 보상적 커브를 가장 크게 컨트롤하기 위하여 스위스 볼 위에 앉는다. 양쪽의 탄력밴드를 월바와 오른쪽 손 뒤에 부착시키고, 이 탄력밴드를 탄성이 생기게끔 환자 앞쪽으로 가져온다. 이런 방법으로, 3차원적 자가교정이 실행되는 동안에 후면교정이 촉진된다(a, b).

변형 : 같은 운동이 수행된다. 그러나 요추의 보상적인 움직임을 추가적으로 컨트롤하기 위하여 오른 다리를 뒤쪽으로 위치시킨다(c).

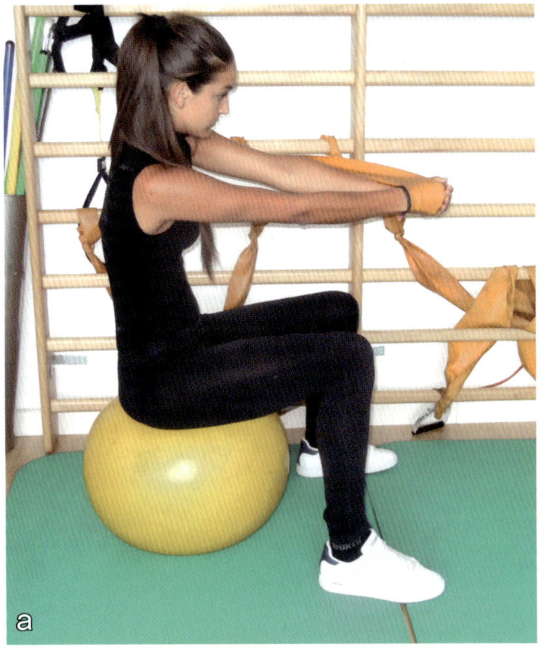

a

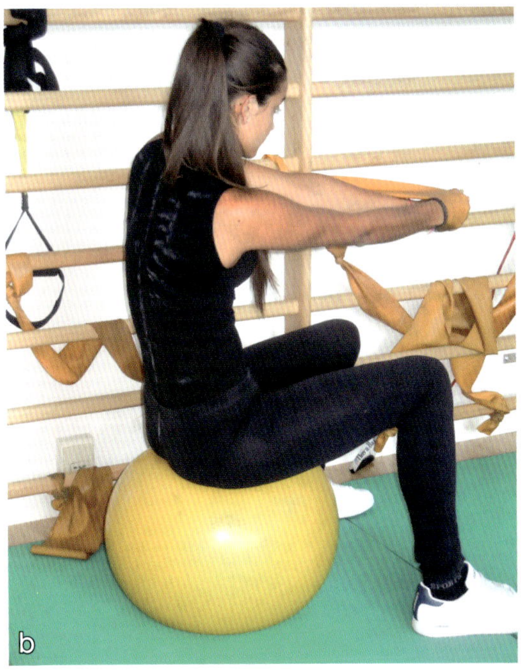

b

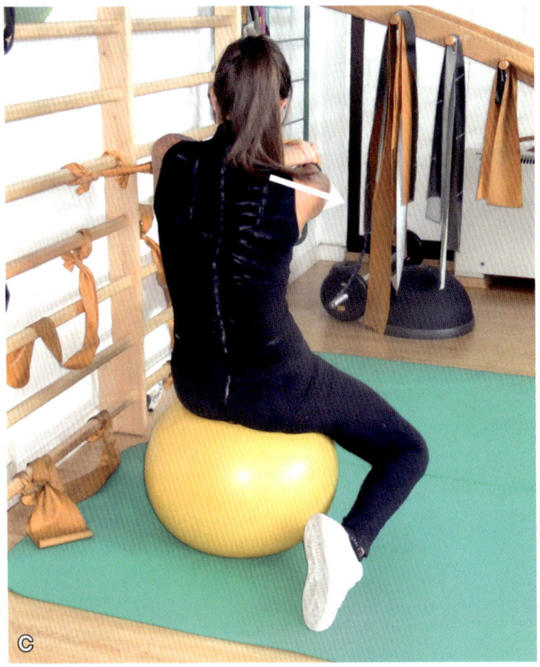

c

EXERCISE 5.30

"Niederhöffer" - type 교정운동 (Corrective exercise)

오른쪽 후면융기를 위하여 브레이스를 입고하는 교정운동.

실행 : 환자는 월바 옆에서 스위스 볼 위에 다리를 꼬고 앉는다: 강력한 등척성 수축을 사용한다. 환자는 월바와 왼쪽 팔꿈치 주변에 부착된 중간 탄성 정도의 탄력밴드를 몸의 중간축으로 당긴다(a). 커브의 오목 부위에 있는 횡근 활성화는 척추를 중심선으로 가깝게 오도록 교정효과를 준다. 이 운동은 후면가동, 측면가동 그리고 역 회전을 통해 숨을 내뱉는 동안 실시한다. 올바르게 수행하기 위하여, 환자는 브레이스를 입은 상태에서 후면융기와의 접촉을 줄이는 것을 인지하고 실행하여야 한다.

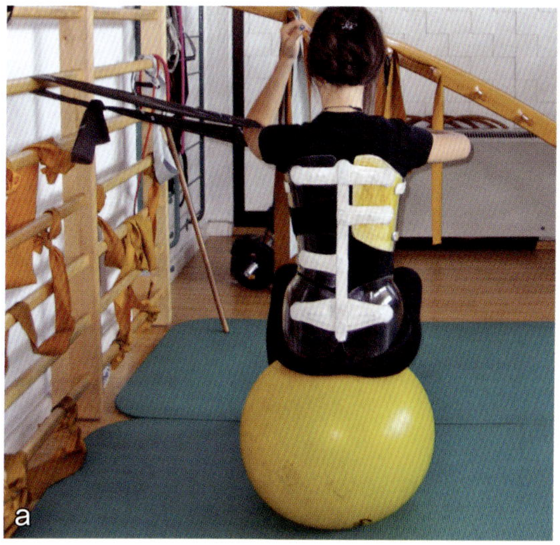
a

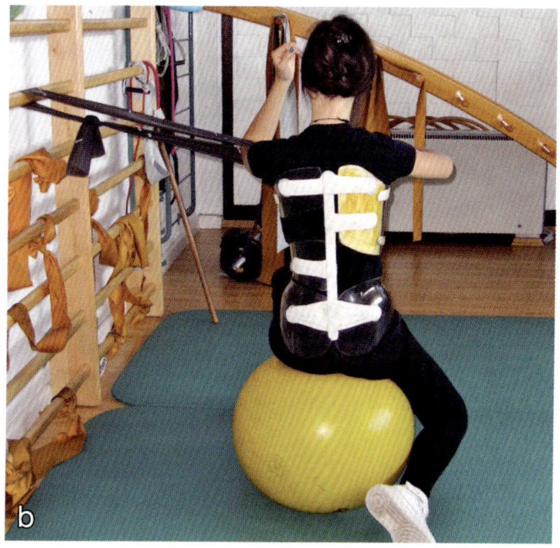
b

변형 : 같은 운동이 수행되지만, 요추의 보상적 움직임을 컨트롤하기 위하여 오른쪽 다리를 추가적으로 재배치시킨다(b, c).

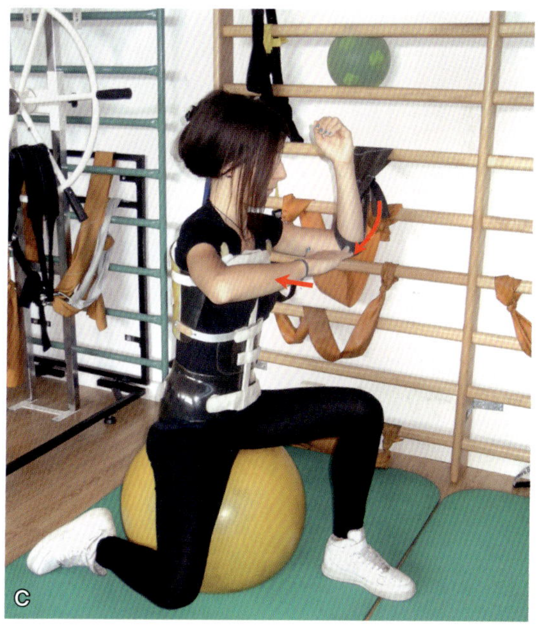
c

Niederhöffer 교정테크닉: 측만증 치료에서 Niederhöffer 방법은 환자의 외력(미는힘/당기는힘)의 저항과 고유수용감각 활성화의 개념을 소개하였다. 이 방법은 교정적인 등척성 움직임과 함께 커브의 오목한 면의 횡근을 사용함으로써 척추를 몸의 중앙선으로 재배열 시킨다. 이 방법은 20세기 초반 독일 신경과의사, Niederhöffer에 의해 개발되었고, 1970년 전반기에 이탈리아를 통해 전파되었다.

EXERCISE 5.31

"Niederhöffer" - type 교정운동 (Corrective exercise)

브레이스를 착용하지 않고 수행하는 "Niederhöffer"-type 교정운동은 후면융기를 교정한다.

실행 : 월바에 부착한 탄력밴드를 융기 위로 고정시킴으로써 교정효과를 낼 수 있는 방향으로 힘이 가해지도록 한다. 환자는 스위스 볼 위에 앉고 척주의 역 회전 수축을 얻기 위해 월바 봉을 잡고 있는 팔로 몸을 끌어당긴다. 오른팔은 후면가동이 이루어지도록 한다. 전체적인 이 운동은 숨을 내뱉는 동안 천천히 수행된다.

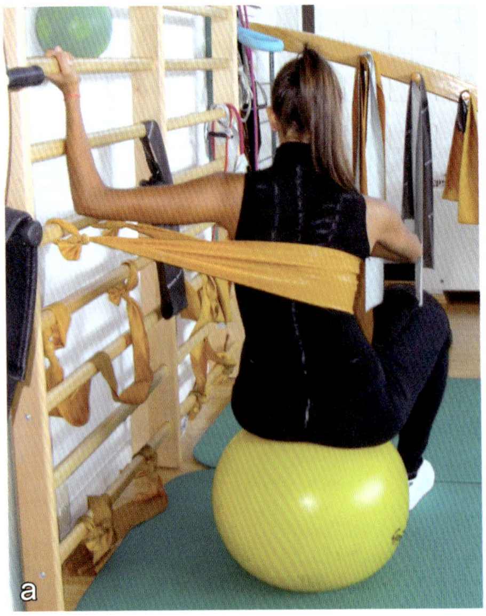
a

변형 : 같은 운동이 수행되지만, 요추의 보상적 움직임을 추가적으로 컨트롤하기 위하여 오른쪽 다리를 재배치시킨다(b, c).

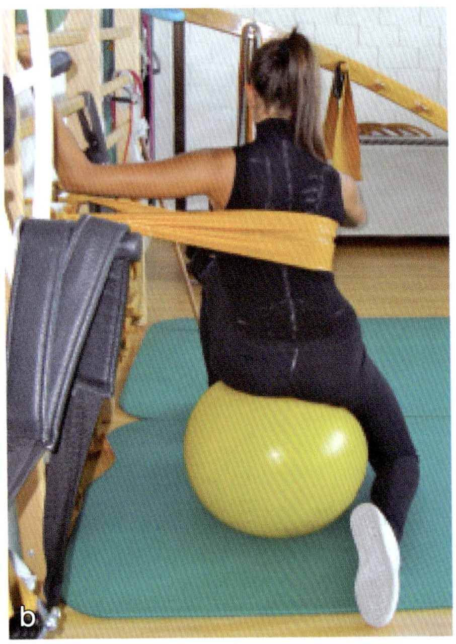
b

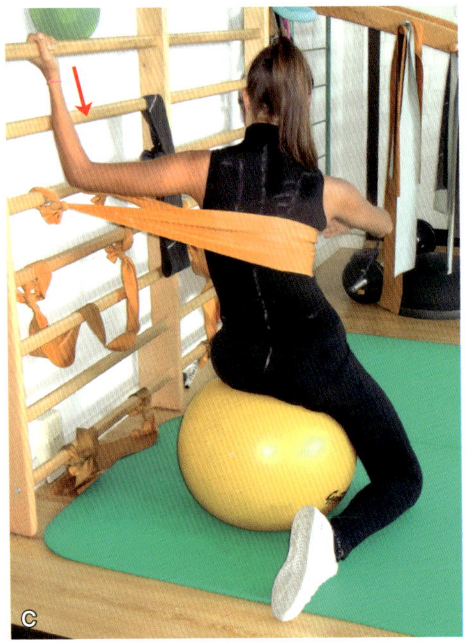
c

EXERCISE 5.32

교정 (Corrective)

이 운동은 커브의 3차원적 교정을 위한 후만화와 교정운동이다.

실행 : 환자는 월바 옆쪽으로 스위스 볼 위에 앉아, 탄력밴드의 양쪽 끝을 월바에 묶고, 밴드가 후면융기 주변에 감싸지도록 한다. 메디신볼을 양손으로 잡는다(팔 앞쪽으로). 후면가동이 메디신볼의 양손의 누름과 함께 촉진된다(a). 강한 텐션 아래 위치한 탄력밴드는 교정을 촉진한다(b).

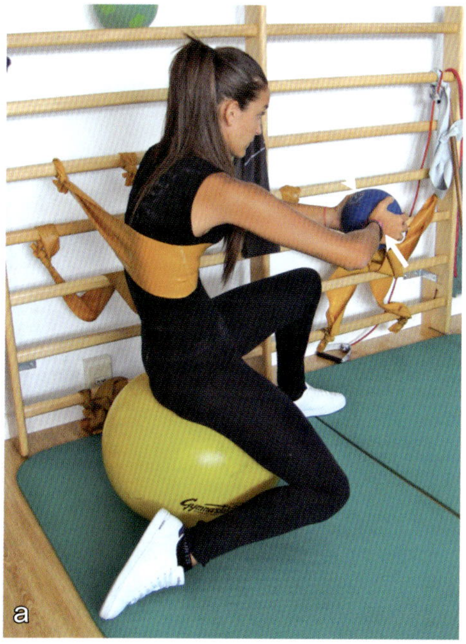

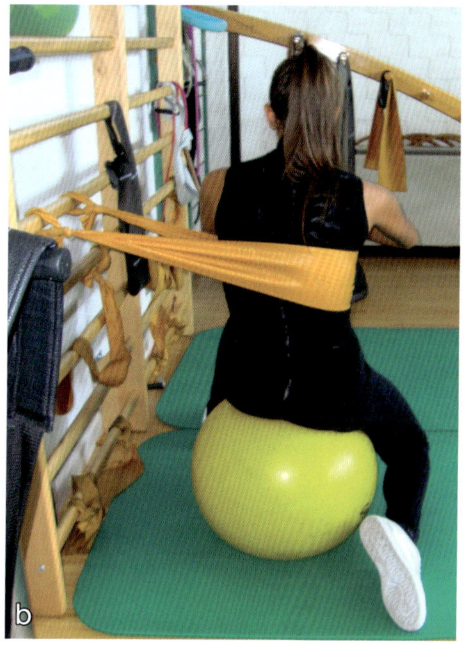

변형 : 전반적인 운동은 유사하지만, 환자는 낮은 의자 위에 앉아 왼쪽 둔부 밑에 둔 쿠션과 함께 요추커브를 보상적으로 움직인다(c).

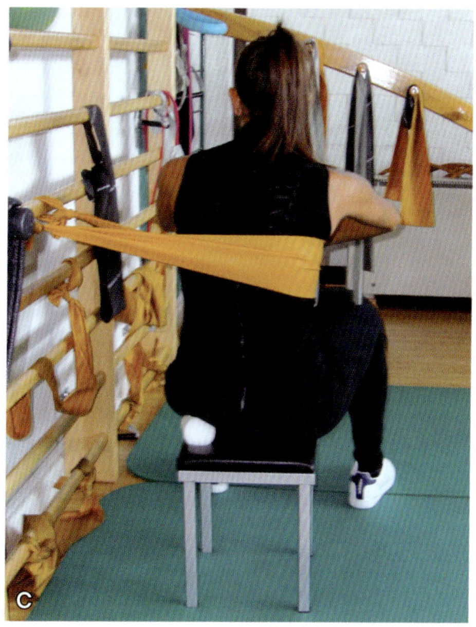

EXERCISE 5.33

교정 (Corrective)

이 운동은 3차원적으로 교정하고, 특히 등부 교정과 요추커브의 억제를 추구한다.

실행 : 최선으로 요추를 컨트롤 하기 위하여 환자는 월바 앞에서 스위스 볼 위에 앉아서, 오른쪽 다리를 재배치시키는 동안에 왼쪽 발을 편안히 둔다. 탄력밴드를 후면융기 주변에 두르고 3차원적 교정을 촉진하는 장력-견인(tension-traction)을 얻기 위하여 양쪽 끝 탄력밴드를 왼쪽 손과 함께 머리와 같은 높이의 월바에 위치시킨다. 이 운동은 숨을 내뱉는 동안에 상체를 약간 앞쪽으로 기울이며 수행한다. 다음의 동작이 순차적으로 진행된다: 후면가동, 측면가동, 역 회전(a, b).

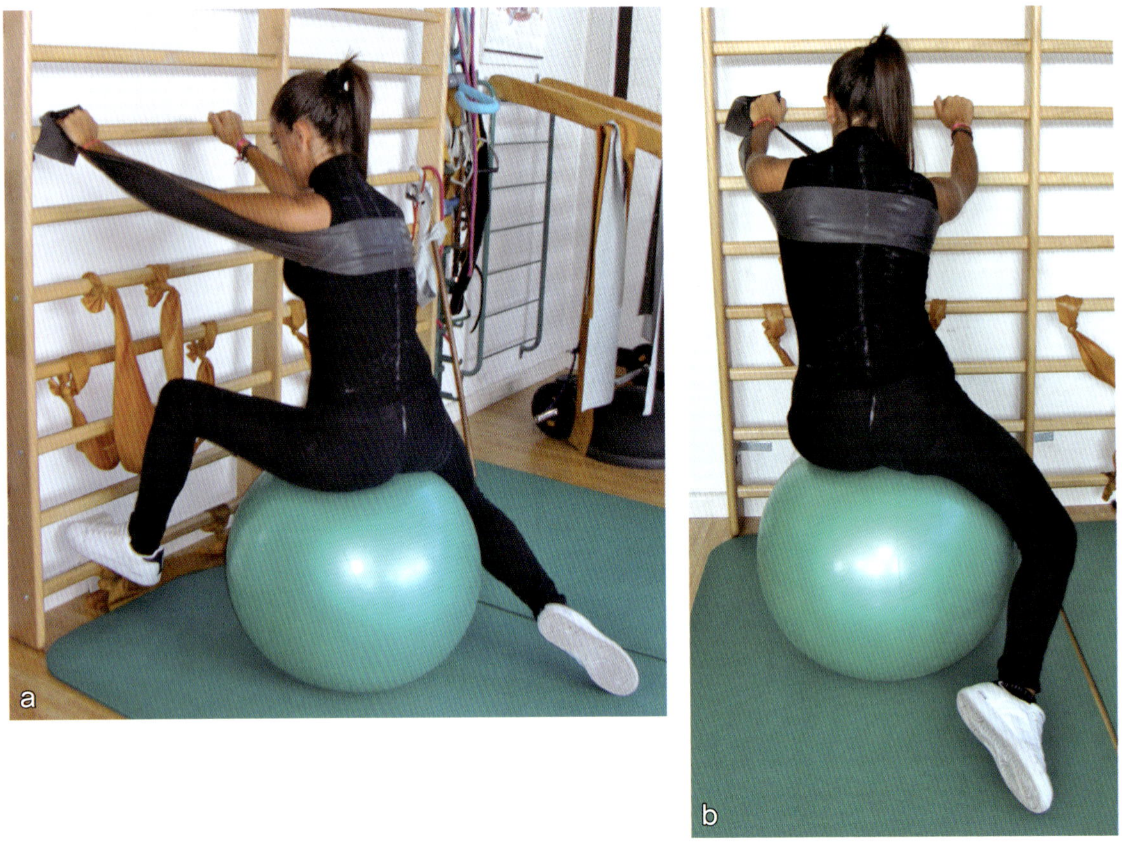

EXERCISE 5.34

교정 (Corrective)

이 운동은 잘못된 부위에 대한 인지와 고유수용성 감각을 통해 교정과 후만화 효과를 내는 운동이다. 또한 이 운동은 골반을 중립자세에서 통제할 수 있게 한다.

실행 : 이 운동은 복잡하기 때문에 오직 숙련된 환자에게만 적용될 수도 있다. 손에 잡은 탄력밴드는 스위스 볼 주변으로 감아야 하고 환자는 스위스 볼 위에 눕는다. 팔꿈치는 탄력밴드 안쪽으로 위치시킨다. 다리는 90°로 구부린 상태에서 월바 위에 편안히 둔다(a, b). 시작자세를 취하기 위하여(a), 환자의 등은 스위스 볼의 면으로 미끄러져야 한다. 고유수용감각을 제공하는 스위스 볼 위 등부 지지대에서, 환자는 세밀한 교정을 위하여 기준점으로써의 상지를 사용하여 교정변화(corrective adjustment)를 수행한다(b). 높은 레벨에서 발의 월바 지지는 요추의 보상적 커브를 컨트롤 할 수도 있다(c).

변형 : 탄력밴드를 등에 직접적으로 위치시킬 수도 있다(d). 이 그림에서, 환자는 시작자세를 취하기 위하여 여전히 스위스 볼 위에 등을 대고 "미끄러지기(slide)" 한다.

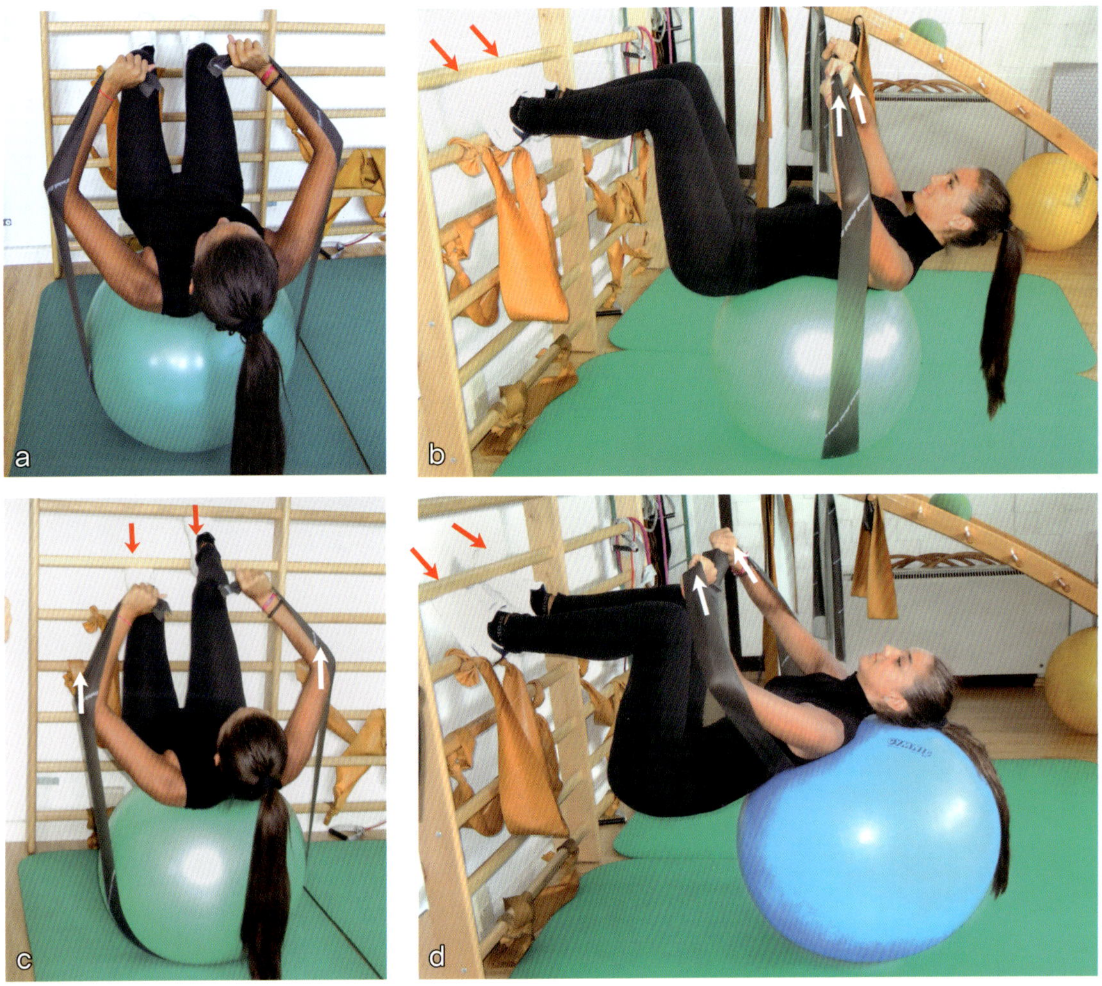

B 집단

C 집단

EXERCISE 5.35

교정 (Corrective)

이 운동은 주로 후면커브와 요추의 억제적 반대방향의 3차원적 교정을 추구한다.

실행 : 환자는 "Pivetta un-upendable bench"에 앉아서, 후면융기 주위를 감은 탄력밴드의 양쪽 끝을 왼손으로 잡는다(a). 왼쪽 팔꿈치의 역 회전 움직임을 통해 교정방향으로 손을 당긴다. (주: 탄력밴드를 팔꿈치 주변으로 감는다.). 상지를 앞쪽으로 구부리고, 오른손은 벤치에 만든 고정점인 교정방향으로 고정시킨다(b, c).

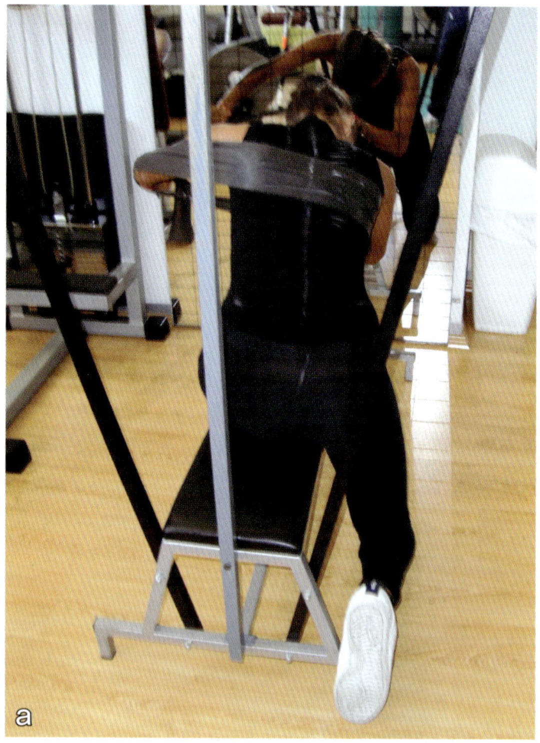

a

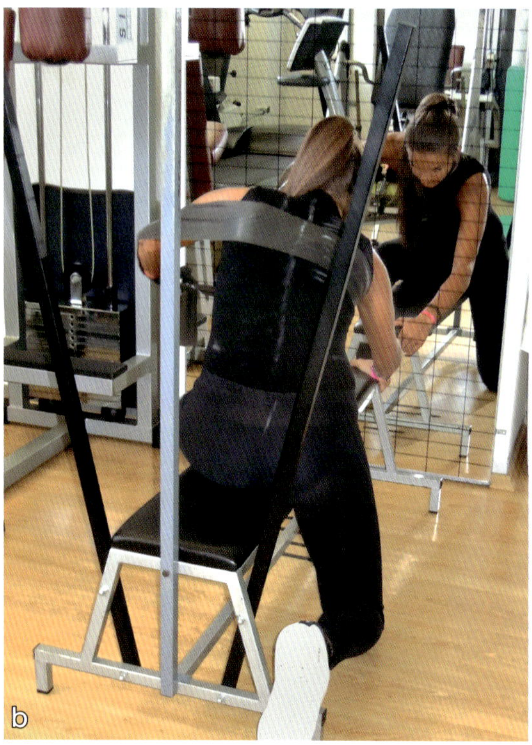

b

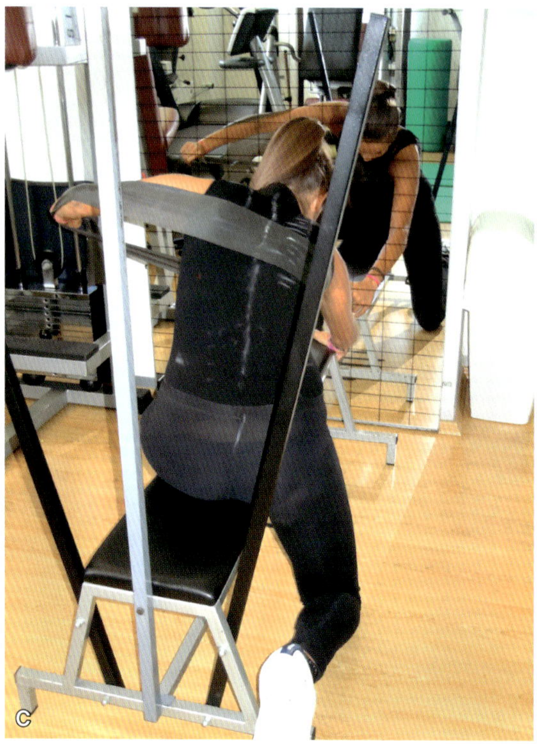

c

변형 : 가장 큰 힘의 효과를 얻기 위하여 왼쪽 손으로 탄력밴드의 양끝을 잡는다. 이런 경우에는, 오른손을 반대 손의 반대방향으로 당기고, 3차원적 교정 움직임을 지지한다. 흉추의 측만증을 위하여, 가장 마지막 갈비뼈를 시계방향으로 회전시키는데, 이는 "horizontalized"이다(d). 메디슨 볼(또는 체조볼)을 왼쪽 허벅지와 약화된 갈비뼈를 포함하는 복부 사이에 위치시킨다.

(d) 준비운동
(e) 교정, 측면모습
(f) 교정, 후방모습

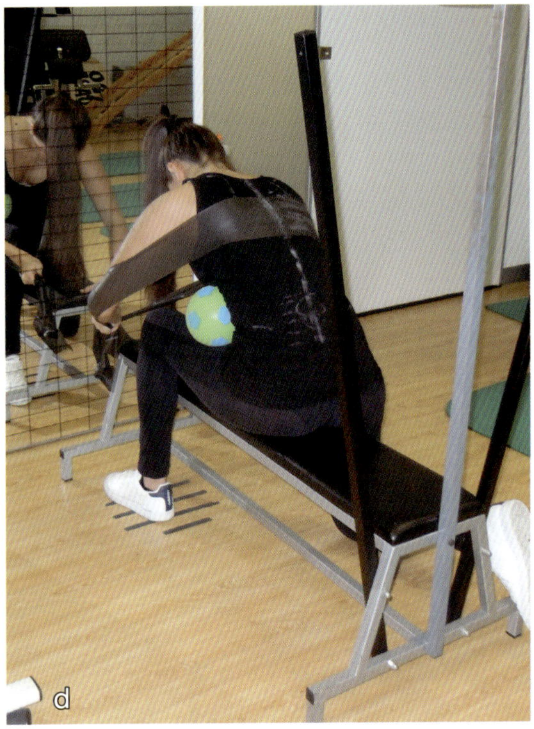
d

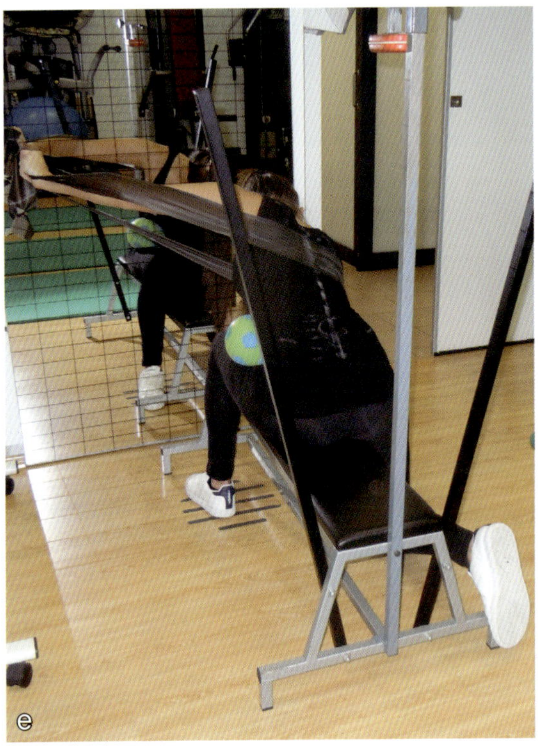
e

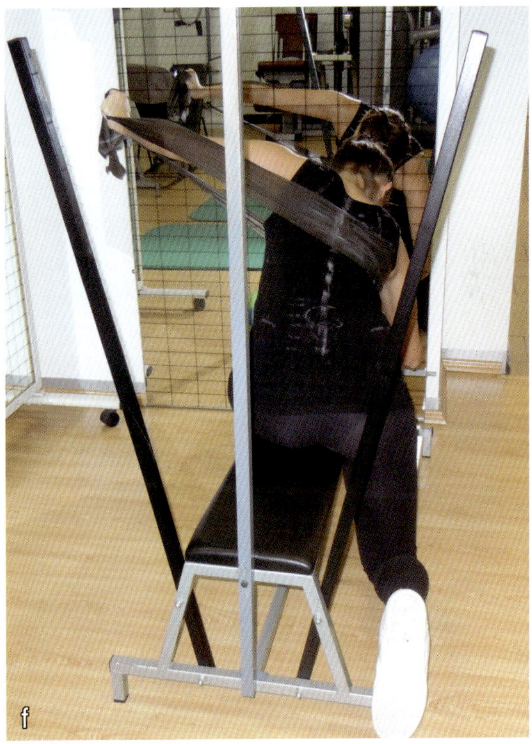
f

B 집단

C 집단

EXERCISE 5.36

교정과 근력강화 (Corrective and strengthening)

이 운동은 교정효과와 척추주위 근육을 활성화시킨다.
실행 : 탄력밴드를 왼쪽 발 밑에 고정시키고 다리를 구부리며 상체는 앞쪽으로 기울인다. 오른쪽 다리는 오른쪽 허리의 절반 부위와 정렬 시킨다. 탄력밴드는 팔꿈치 주변으로 감고, 각각, 양쪽 탄력밴드를 양손으로 잡는다. 환자는 숨을 내쉬는 동안에 약간의 후만가동을 만들고(a) 그 후엔 외측가동(b) 그리고 역 회전(c) 움직임을 취한다. 이 운동은 브레이스를 입거나 입지 않고 수행한다(d, e).

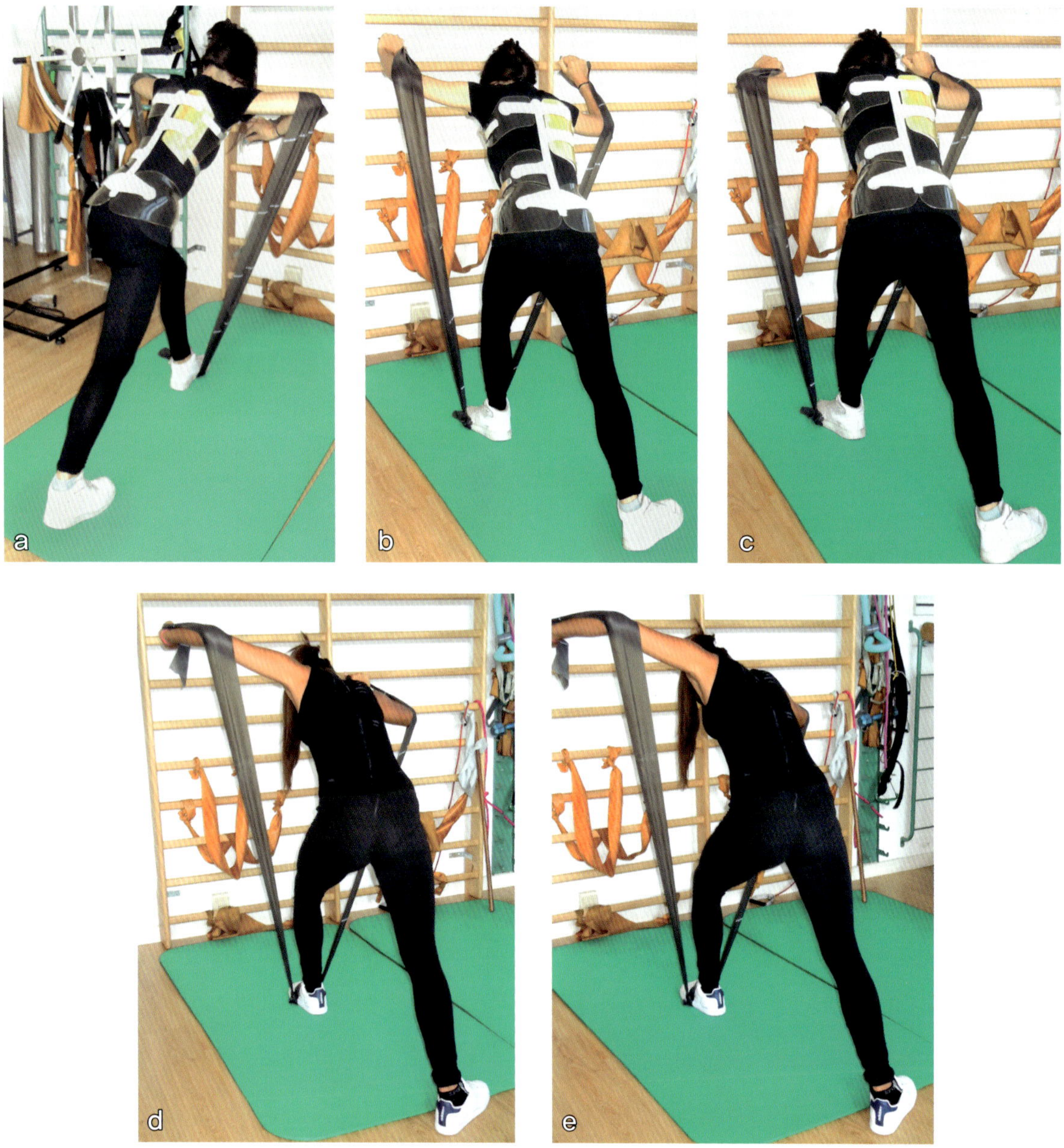

EXERCISE 5.37

크로스-컨트리 스키
(Cross-country skiing)

이 운동 목적은 브레이스를 착용하는 동안 유산소강화, 일반적인 근력강화, 감각기 모니터링(monitoring sensation)을 위함이다.

실행 : 발밑의 탄력밴드로, 리듬적인 하지의 굴곡과 신전을 번갈아 수행한다(기술적인 크로스컨트리의 움직임을 흉내낸다).

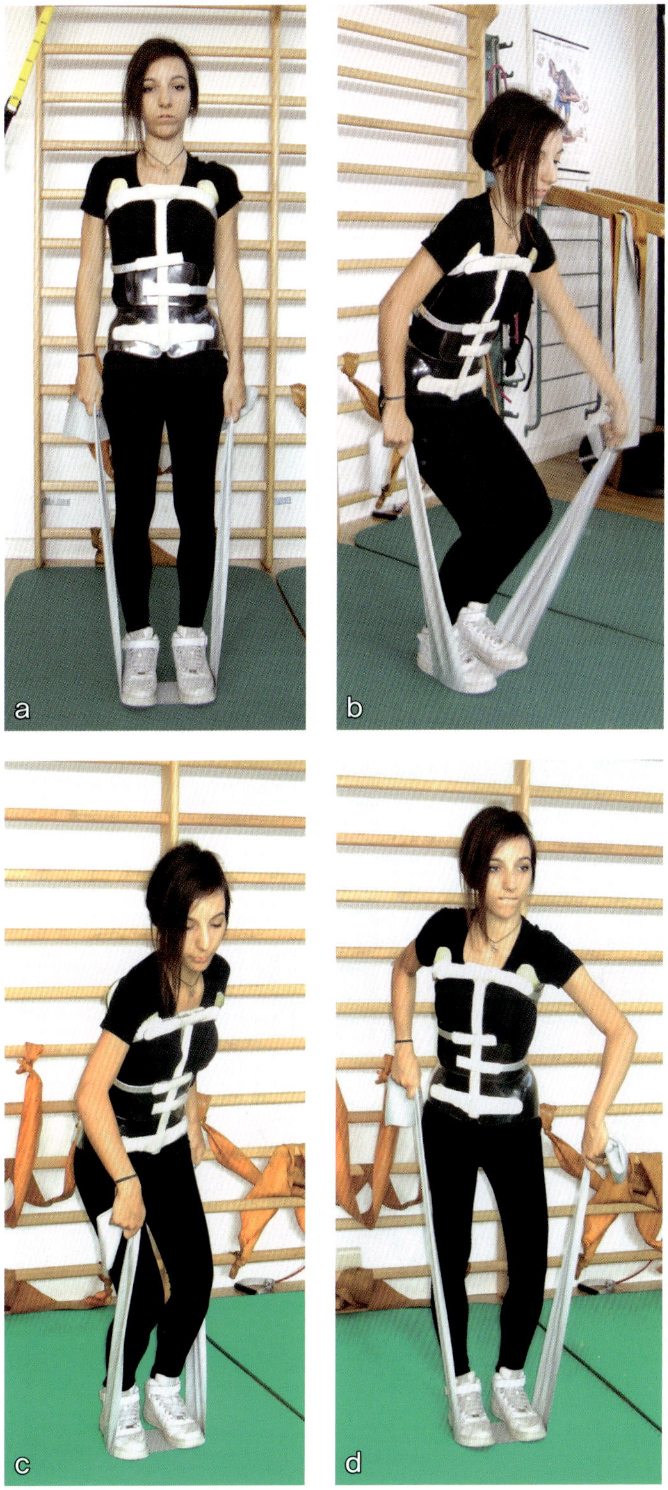

B 집단

C 집단

EXERCISE 5.38

교정 (Corrective)

이 운동의 목적은 요추의 반대편 커브의 보상적 움직임과 후면융기의 자가교정을 위함이다.

실행 : 환자는 바로 누운 자세에서 머리는 월바(wall bars)를 향하고, 월바의 네 번째 가로대에 고정시킨 첫 번째 탄력밴드는 근육을 이완시키기 위해 목덜미 부위에 위치하게 한다. 두 번째 밴드는 뒤쪽사슬(posterior chain)의 긴장감을 풀기 위해 뒤꿈치 뒤에 위치시킨다(하지를 90° 구부린 상태에서). 그리고 발은 오른쪽으로 회전시키고, 모든 보상적 움직임을 수정한다. 세 번째 탄력밴드는 오른쪽 후면융기의 교정을 촉진하기 위해 왼손으로 잡는다(세 번째 밴드는 첫 번째 밴드와 같은 높이의 월바에 위치한다).

다음 4개의 사진은 이해를 높이기 위한 같은 운동의 전면모습이다.

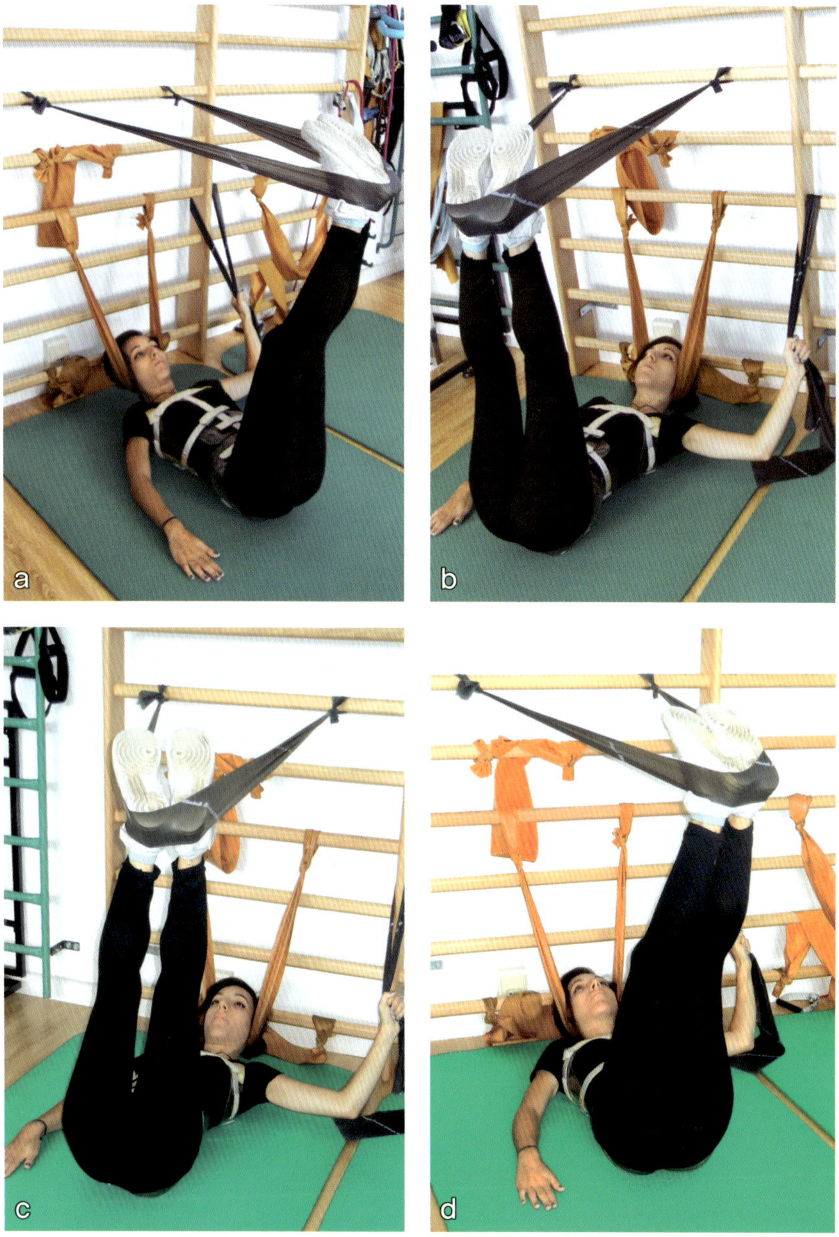

EXERCISE 5.39

보상작용이 없는 전반적 스트레칭 (Decompensated overal stretching)

이 운동은 3차원적 교정운동이며, 보상작용이 없는 스트레칭자세에서 수행된다. 이 운동은 브레이스를 입거나 입지 않고 수행된다.

실행 : 환자는 바로 누운 자세에서, 머리는 월바를 향하고, 하지는 90°로 구부린 상태에서, 첫 번째 탄력밴드를 네 번째 월바의 가로대에 묶고 근육을 이완시키기 위하여 목뒤로 위치시킨다. 두 번째 탄력밴드는 뒤꿈치 뒤에 위치시킨다(탄력밴드의 거리와 강도는 환자의 준비 정도에 따라 다르게 한다; a). 월바 위 다섯 번째 가로대에 묶은 탄력밴드를 양쪽 손으로 잡고 보상작용이 없는 상태에서 3차원적 교정운동이 가능하게 된다(그 후로: 후면가동, 측면가동, 그리고 역 회전; b).

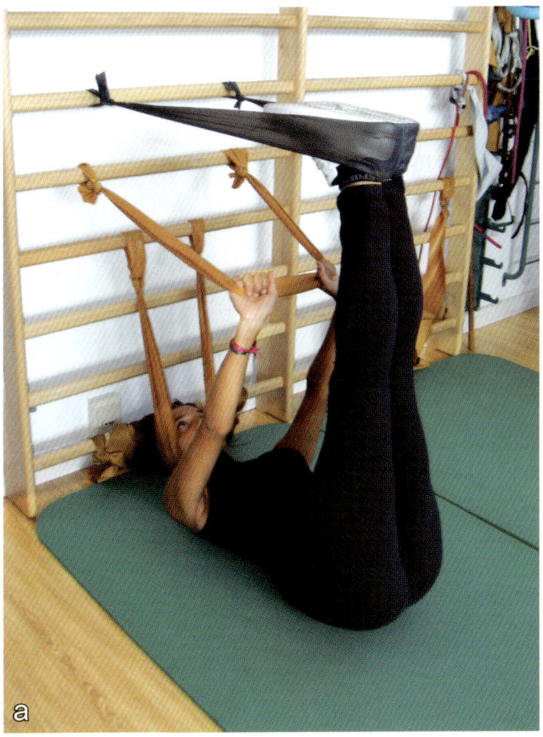

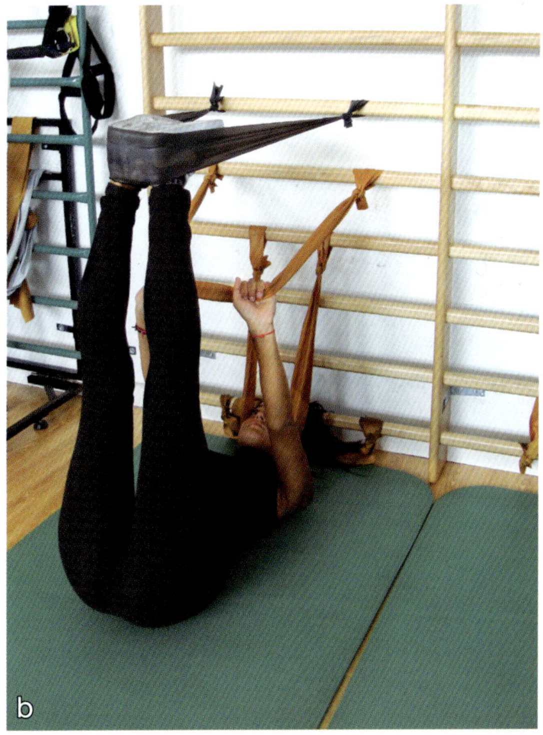

EXERCISE 5.40

교정 (Corrective)

이 운동의 목적은 등과 요추의 커브를 교정하기 위함이다. 이 운동은 브레이스를 입지 않거나 (a) 입고, (b) 수행한다.

실행 : 환자는 바로 누운 자세에서, 발은 월바를 향하여 둔다. 오른쪽 하지는 월바와 무릎에 부착된 고무밴드를 장요근(psoas muscle)을 활성화시키기 위하여 당긴다. 커브(후면가동, 측면가동, 역 회전)를 교정할 때에 후면(dorsal)의 움직임을 촉진하기 위하여 막대기를 왼손으로 고정점으로서 사용한다.

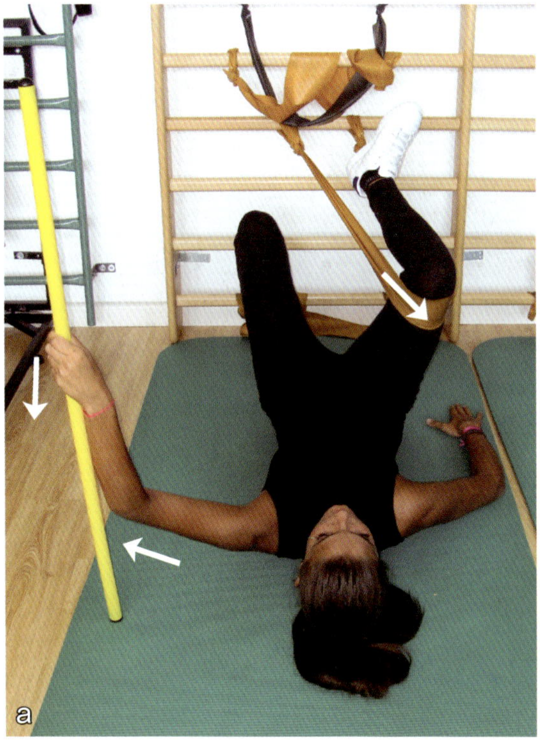

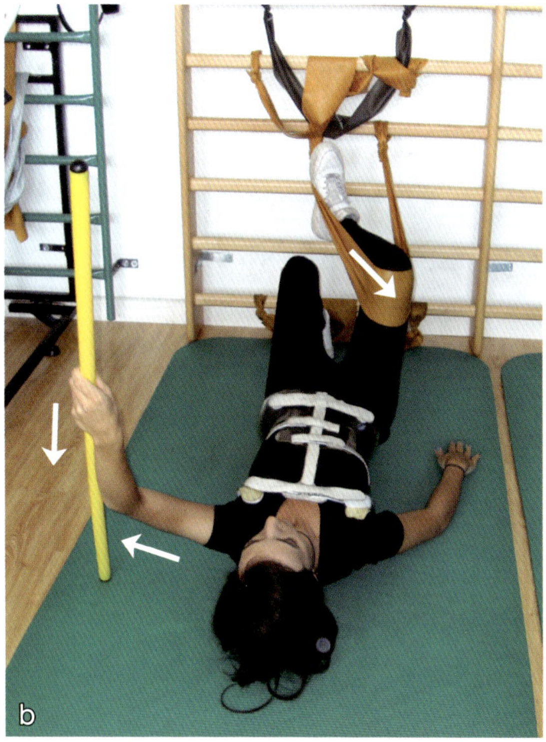

EXERCISE 5.41

교정 (Corrective)

이 운동은 요추의 교정(오른쪽 장요근) 후면가동 교정을 위해 수행된다. 이 운동은 브레이스를 입거나 입지 않고 수행한다. 또한 복근의 기능이 적극적으로 요구된다.

실행 : 환자는 월바 앞에 바로 누운 자세에서 오른쪽 장요근을 사용하기 위하여 오른쪽 발목에 무게를 싣는다. 환자는 척추를 후만하고 교정을 추구하기 위하여 머리 위에 부착된 탄력밴드를 팔로 당긴다. 탄력밴드는 교정을 위한 고정점으로 사용된다. 그리고 동시에 환자는 후면가동, 측면가동, 역 회전 움직임을 실행한다. 몸통의 뒷부분의 바닥과의 접촉은 아주 작은 교정의 인지능력까지도 촉진한다. 60° 이상으로 들어 올리고 약간 외전시킨 오른쪽 다리는 장요근을 통해서, 보상적이지 않은 이차적 요추커브를 촉진시킨다.

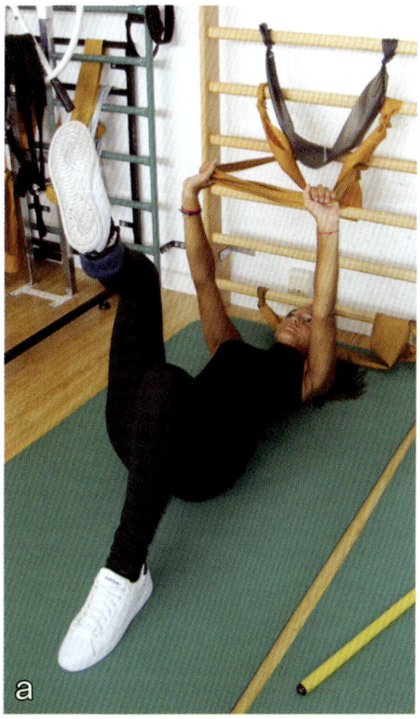
a

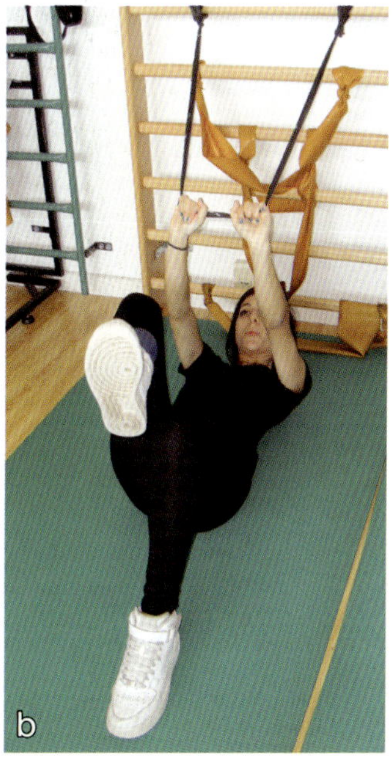
b

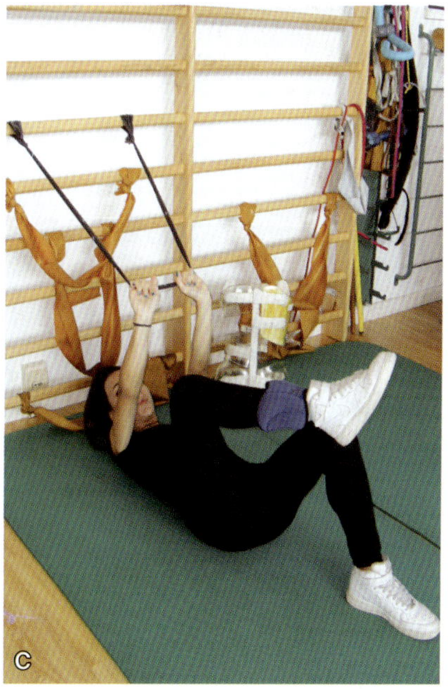
c

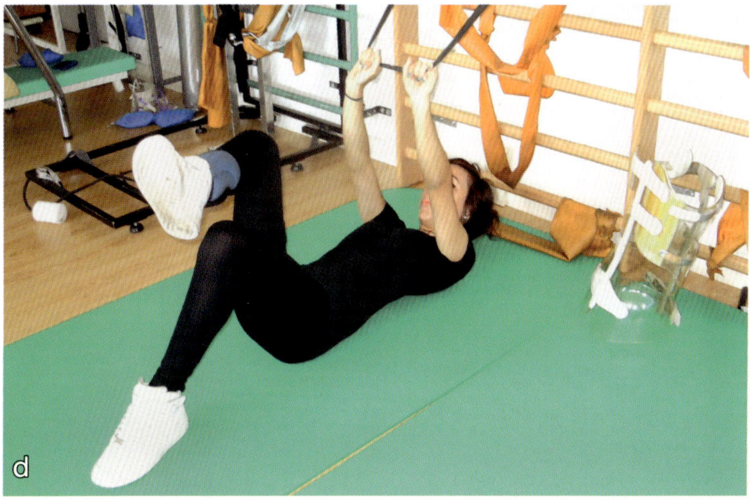
d

탄력밴드는 색깔/강도와 치료사의 결정권에 의한 부착점에 따라 다르게 한다. 이 경우(a), 탄력밴드는 탄성이 더하지만, 낮은 레벨에 부착된다.

B 집단

C 집단

EXERCISE 5.42

교정 (Corrective)

이 운동은 척추측만 커브의 3차원적 자가 교정운동이다.

실행 : 환자는 월바 앞에서 스위스 볼 위에 앉는다(교정을 민감하게 하기 위해). 월바에 부착한 탄력밴드를 가슴 위에 위치시키고 후면가동, 측면가동, 역 회전을 추구하기 위해 환자는 상체를 앞쪽으로 움직인다(즉, 측만증커브의 3차원적 교정). 왼손은 3차원적 교정을 보조한다. 오른손은 움직임을 보조하기 위해 스위스 볼 위에 위치시킨다. 오른쪽 다리는 뒤에 두고, 보상적 커브를 수정한다.

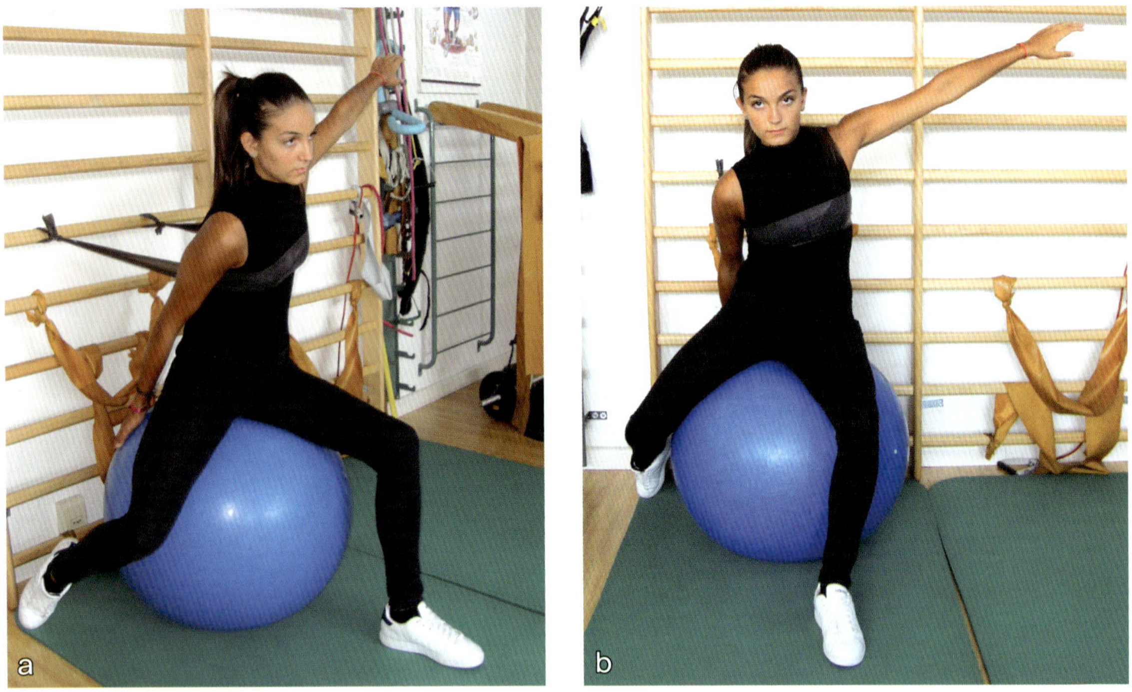

EXERCISE 5.43

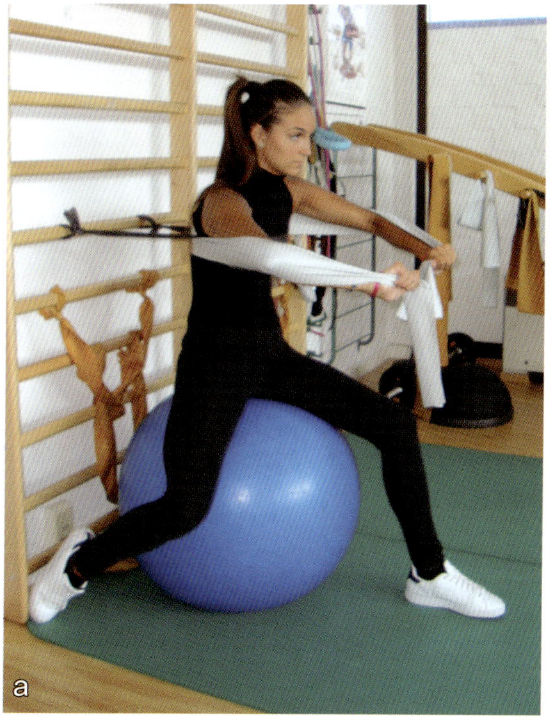

교정 (Corrective)

측만증 커브의 3차원적 교정.

실행 : 환자는 월바 앞에서 스위스 볼 위에 앉고, 첫 번째 밴드를 가로대에 부착시키고 가슴 위에 고정시킨다. 두 번째 밴드는 융기 주변과 팔꿈치에 묶고 상체는 약간 앞쪽으로 기울인다.
"3차원적" 교정이 연속적으로 수행된다:

후면가동(a), 측면가동(b), 역 회전(c).

늑골 기저 부위에 고정시킨 첫 번째 탄력밴드는 측만증에서 나타나는 전형적인 변형된 늑골 부위에 역 회전의 힘을 가한다.

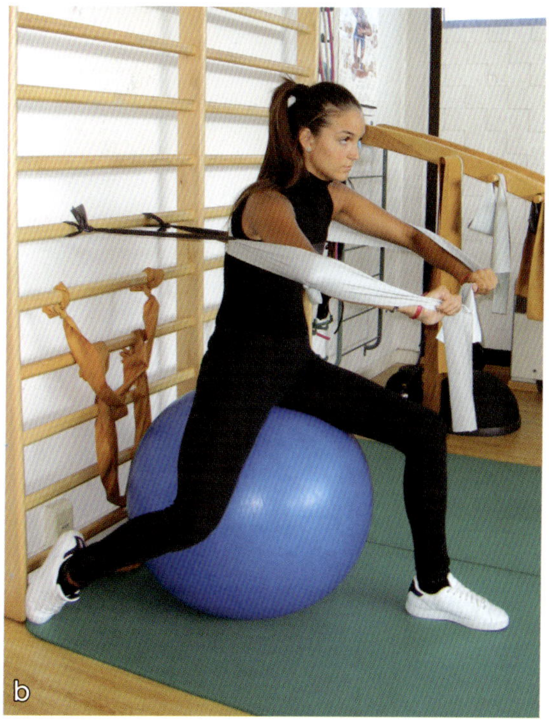

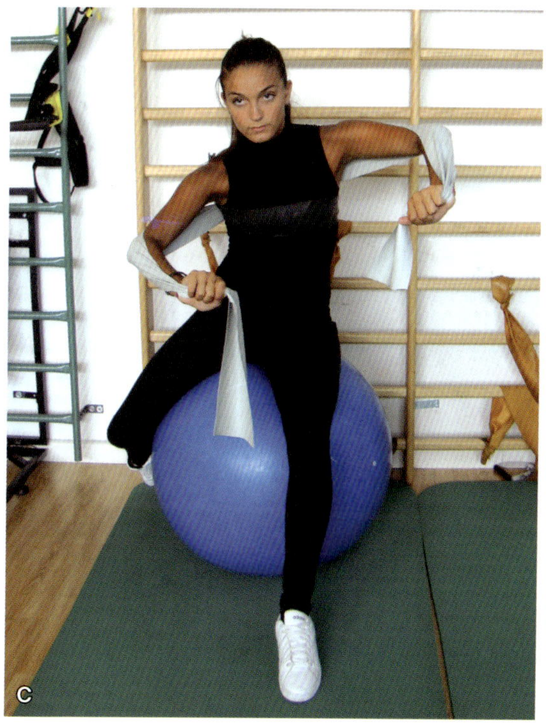

EXERCISE 5.44

Elastic Triad

이 운동의 목적은 특히, 비보상적 3차원적 후면 교정을 하기 위함이다.

실행 : 환자는 월바 앞에서 바로 눕는다. 경추부(Cervical tract)는 월바에 부착된 탄력밴드위에 편히 둔다. 후면 주변에 감은 두 번째 탄력밴드를 왼팔로 잡고, 교정 움직임을 강화시키기 위하여 몸 밖으로 움직일 때 당김과 텐션을 생기게 한다. 세 번째 밴드에 발뒤꿈치를 위치시킨 다리는, 오른쪽으로 회전시킴으로써 요추의 반대쪽 커브를 보상한다. 이 운동은 복잡하고 동시에 여러 밴드를 사용하기 때문에 오직 숙련된 환자에게만 처방한다.

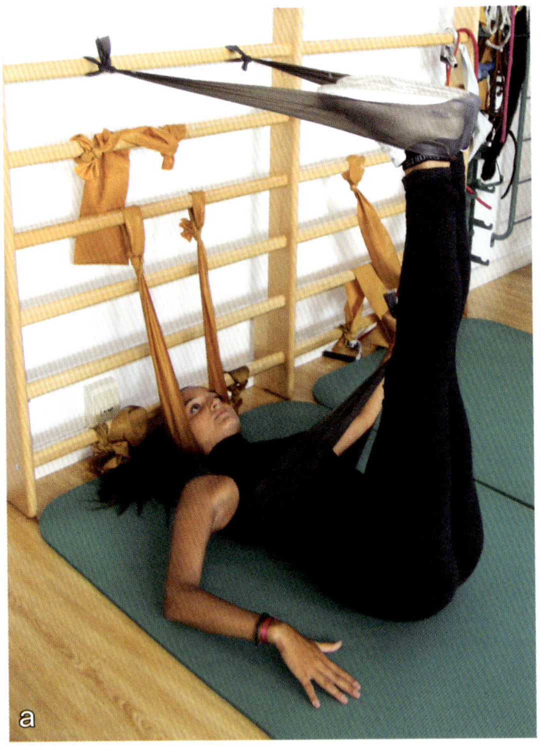

a

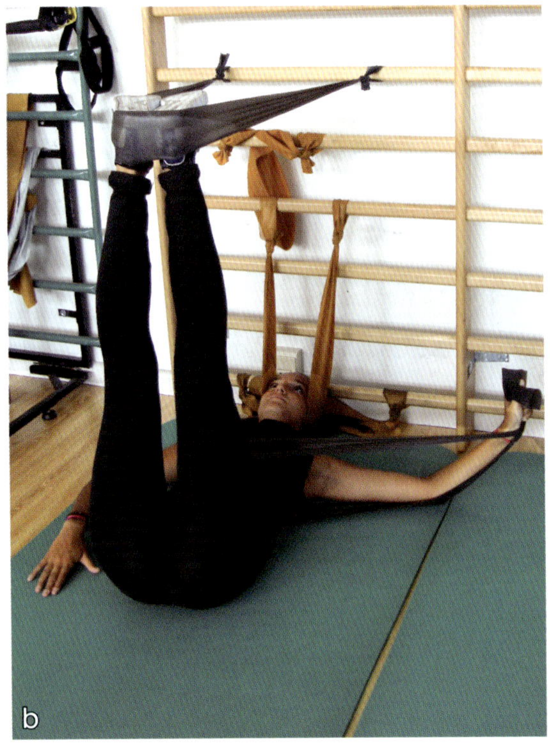

b

EXERCISE 5.45

자가교정 (Self-correction)

이 운동은 특히 요추커브 억제에 집중한 3차원적 교정운동이다.

실행 : 탄력밴드(검정색)를 후면융기에 고정시키고, 탄력밴드의 양쪽 끝을 손으로 잡는다. (팔꿈치는 밴드로 감싸지도록 유지시킨다). 척주에 가해지는 부하를 감소시키기 위해 머리에 작은 추를 달아준다. 두 번째 탄력밴드는 (연회색) 왼쪽 요추의 보상적 굴곡을 잡아주기 위해 요추에 고정시킨다.

무릎을 약간 구부린 다음, 상체를 약간 앞으로 기울이고 왼팔로 탄력밴드를 당기면서 3차원적 교정운동을 수행한다. 요추골반의 안정화를 원활히 하기 위하여 무릎 사이에 짐볼을 고정시키고 쪼이는 힘을 주는 것이 효과적일 수 있다.

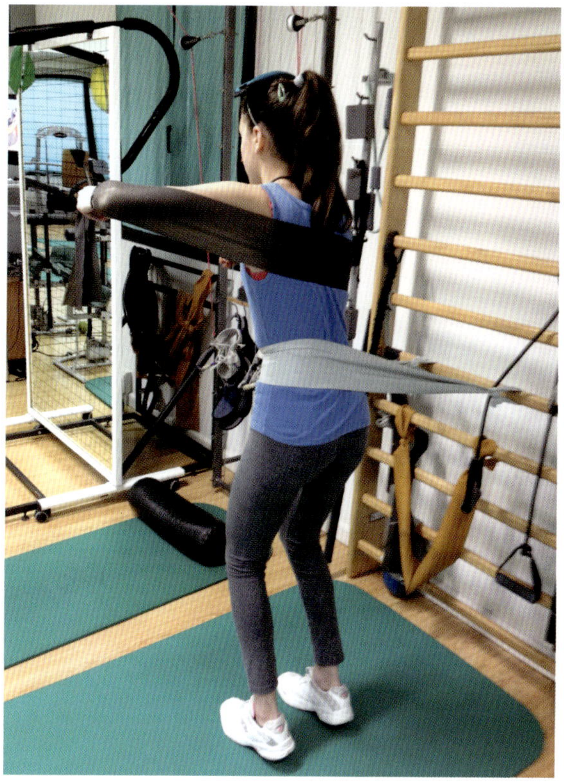

B 집단

C 집단

EXERCISE 5.46

자가교정 (Self-corrective)

이 운동은 특히, 요추커브 억제에 집중한 3차원적 교정운동이다.

실행: 환자는 그림처럼 월바 근처에서 오른 무릎을 바닥에 대고 자세를 잡는다. 탄력밴드 (검정색)를 후면융기위에 위치시키고, 탄력밴드의 양끝을 손으로 잡는다. 오른쪽 후면융기의 교정은 왼팔로 큰 힘을 제공하고, 3차원적 교정을 추구함으로써 수행된다.

회색 탄력밴드는 흉-요추융기(dorsal-lumbar hump) 선에 있는 월바에 부착시키고, 모든 보상적 커브를 잡아준다(왼쪽 흉-요추).

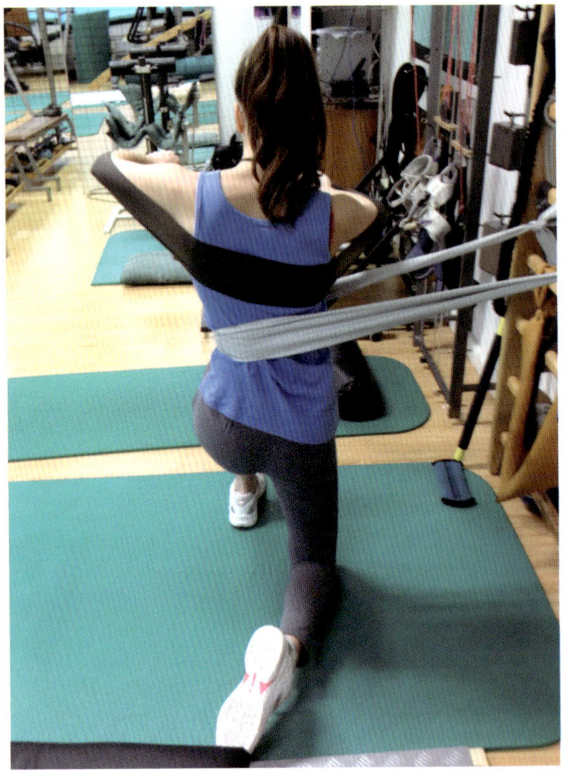

EXERCISE 5.47

자가교정 (Self-corrective)

이 운동은 특히 요추커브를 잡아주는데 집중하는 3차원적 교정운동이다.

실행 : 환자는 볼록 사다리에 엎드린 자세를 취한다. 회색 탄력밴드는 오른쪽 후면융기 위로 위치시킨다. 탄력밴드의 양쪽 끝을 왼손으로 잡고 사다리의 가로대 또한 잡는다. 왼쪽팔꿈치는 지레로서의 역할을 수행하기 위하여 반드시 탄력밴드 사이에 유지시킨다.

왼쪽 흉-요추의 보상적 커브를 잡아주기 위해 양쪽 다리는 왼쪽으로 약간의 움직임을 가한다.
요추-골반의 큰 안정화를 촉진시키기 위하여 체조볼을 양 무릎 자리에 위치시킨다.

이마를 사다리에 편히 두고, 환자는 후면가동을 시킨다. 그 후, 오른팔로 가로대를 잡고, 밀고, 왼팔로 가로대를 당긴다, 교정을 원활히시키고 점차적으로 측면가동과 역 회전을 추구한다.

호흡은 평상시대로, 2단계로 실시한다.; 운동 준비단계에서 짧게 들이 마시고, 교정하는 내내 숨을 천천히 내뱉는다.

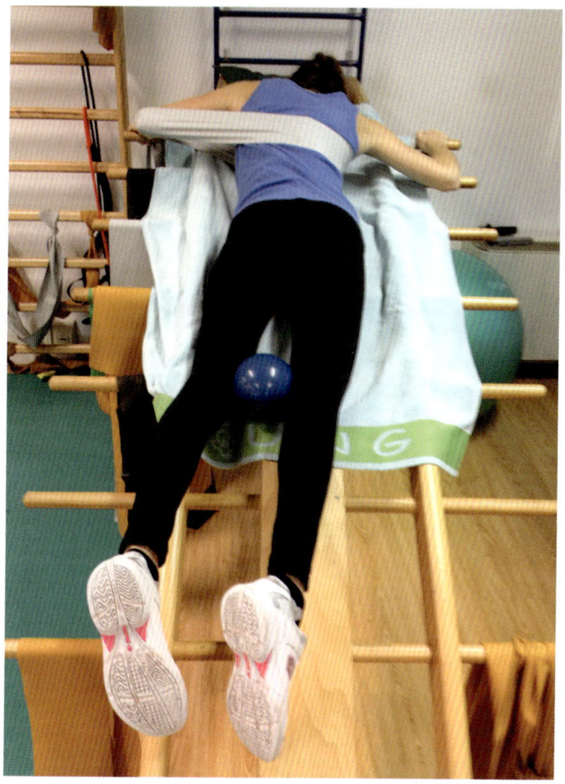

B 집단

C 집단

6

골격발달 정점에서의 이형성 / Dysmorphism at Full Skeletal Development

골격발달 정점에서 이형성을 가진 환자가 앞서 논한 운동들을 얼마나 제대로 이해하고 받아 들였는지에 따라 외형적으로나 통증 면에서 개선의 가능성은 달라진다. 운동을 할 때 통증은 항상 없어야 한다.

제안하는 운동법은 다음과 같다:

- 복근, 척추주변 근육, 상·하지 스트레칭, 척추안정화 운동
- 단축된 근육을 위한 스트레칭 : 요근, 좌골부 근육, 흉근, 중력저항근
- 호흡운동
- 협응력 발달(조화를 이루는 능력)
- 고유수용감각의 개선을 위한 운동과 외적 인지: 정신적인 신체 이미지(mental body image)를 개선할 수 있는 자극을 제공하는 기능을 한다.
- 관련된 신체 부분의 기능을 향상시켜, 일반적인 통증을 감소시키는 운동
- 코어 안정화 운동

다른 관점에서 척추가동화 운동은 신중해야 한다고 본다. 왜냐하면 지나친 유연성은 측만곡선이 악화되는 것을 조장하고 촉진시킬지도 모르기 때문이다. 하지만 통증을 피하기 위해서 가동성은 척주에 가해지는 내적·외적 스트레스를 이완(release) 시키는 역할을 할 수 있는 척추외 관절을 위해 유용하다.

무엇보다 성인 측만에서 코어 안정성 운동(core stability exercises)은 척추질환의 예방과 치료에 있어 매우 중요한 역할을 한다. 코어 안정성은 특히 허리–골반 부위에 좋은 운동조절 능력을 유지하고 활성화시키고 견고한 구조적 기반을 구축시킬 수 있는 능력과 관련된다. 코어 안정화 동안 사용되는 근육은 복직근, 횡근, 내/외복사근, 요방형근, 후면 근육들이다.

심부근육들 즉, 횡근, 다열근, 내복사근, 척추주변 근육들, 그리고 골반저근들은 척추지지를 위한 움직임의 열쇠이다. 따라서 영역 그 자체의 안정자이다.

Exercise 6.1

교정 (Corrective)

3차원적 후면 교정과, 요추 커브의 제어.

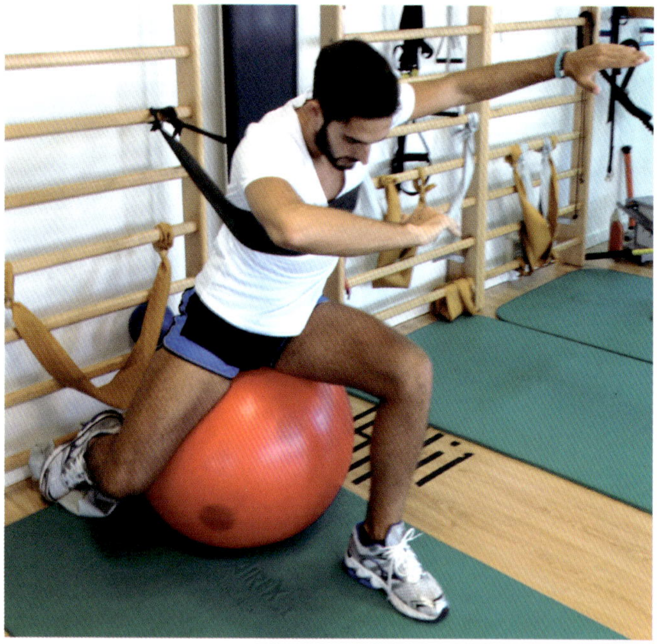

실행 : 환자는 스위스 볼 위에 앉고, 탄력 밴드의 끝을 몸의 좌측에 고정, 3차원적 교정이 잘 이루어지도록 오른팔보다 왼팔을 높이 하여 당긴다. 요추의 역 커브가 되도록 다리를 위치시킨다. 이 운동은 통증을 동반한 성인 측만에도 처방될 수 있다.

Exercise 6.2

허리근의 스트레칭 (Stretching of the psoas)

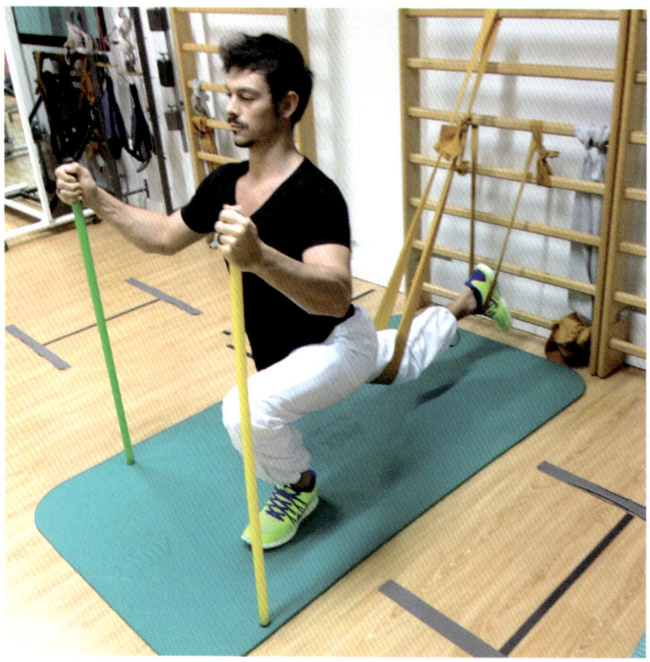

이 운동의 목적은 근위부에서 원위부까지 거리를 두어 장요근(T12–L5)을 늘려주기 위한 것이다. 그러므로, 일련의 근절을 만든다.(만약 평가에 의해 허리근이 단축된 것을 알았다면, 이 운동은 매우 유용할 수 있다.)

실행 : 2개의 밴드를 무릎과 발목 발등에 각각 배치한다. 다리는 바닥에서 약간 떨어지게 유지한다. 장비의 도움으로 상체를 편 상태의 몸통과 대퇴와의 각도는 중요하다.

Exercise 6.3

신장 (De-contracting)

Rovatti Balance와 함께 표현된 이 운동은 경추 후면부에 대한 강한 신장법이다.

실행 : 탄력밴드 위에 머리를 안착시키고, 목뼈의 최대 이완 자세를 유지한다. (머리는 바닥으로부터 5~20 mm 정도 띄운다) 다리는 완전한 휴식을 위해 공에 올려놓는다.

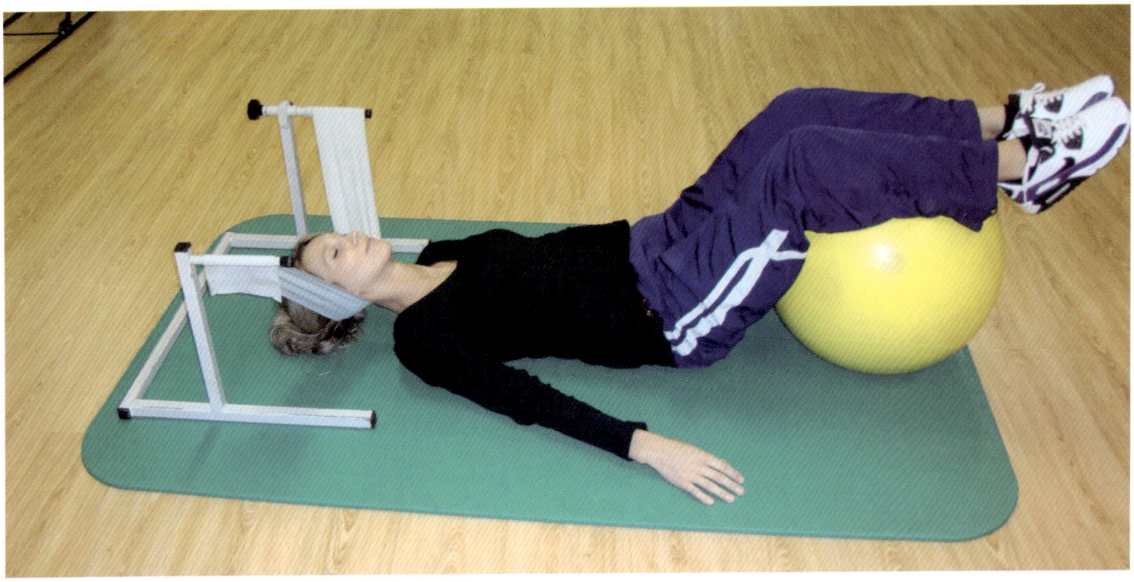

Rovatti Balance: 이 장치는 적절한 긴장되도록 유지되게 하여 위치시킨다. (조절이 가능하게) 경추 후부의 완전한 이완을 위해 사용됨.

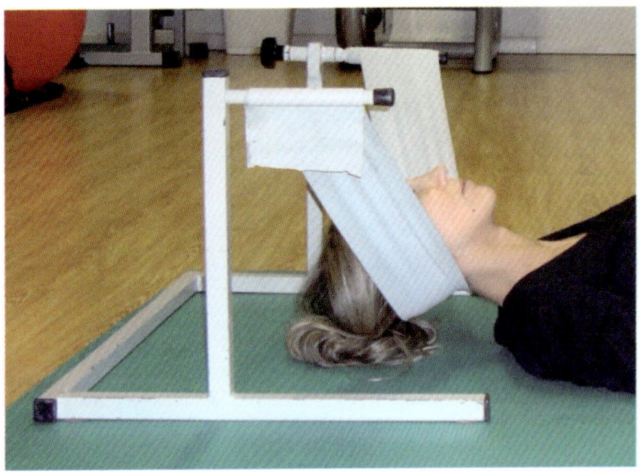

D 진단

Exercise 6.4

굴곡 시에 요천추부의 부하 경감 (Lumbar-sacral load relief in flexion)

실행 : 월바(wall bar)의 높은 곳에 강한 밴드 2개를 걸어 사용하고, 스위스 볼(Swiss ball)은 엉덩이 아래에 위치. 골반은 요천추 복합체 후부의 부하 경감과 장력을 유지하기 위해 뒤쪽으로 미끄러진다.

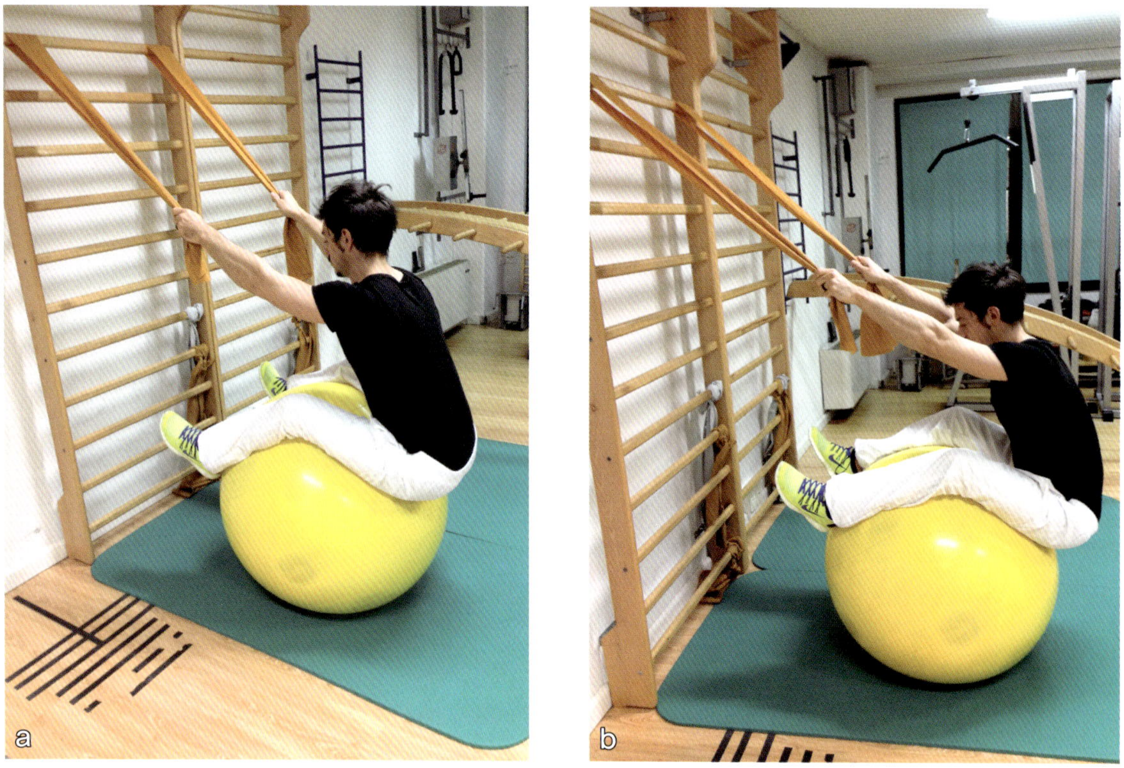

Exercise 6.5

폄(신전) 시에 허리의 부하 경감 (Lumbar load relief in extension)

이 운동은 요추의 후만증과 하지의 방사통을 위해 고안되었다.

실행 : 환자는 월바(wall bar)의 높은 곳에 걸린 2개의 밴드를 잡는다. 환자는 2개의 스위스 볼 위에 눕는다. 큰 공에 후부를 위치시키고 작은 공 위에 다리의 아래쪽을 위치시킨다. 환자는 정상 곡선을 만드는데 있어 허리부위를 확장 이완하기 위해 골반을 바닥 쪽으로 향해 낮게 유지한다.

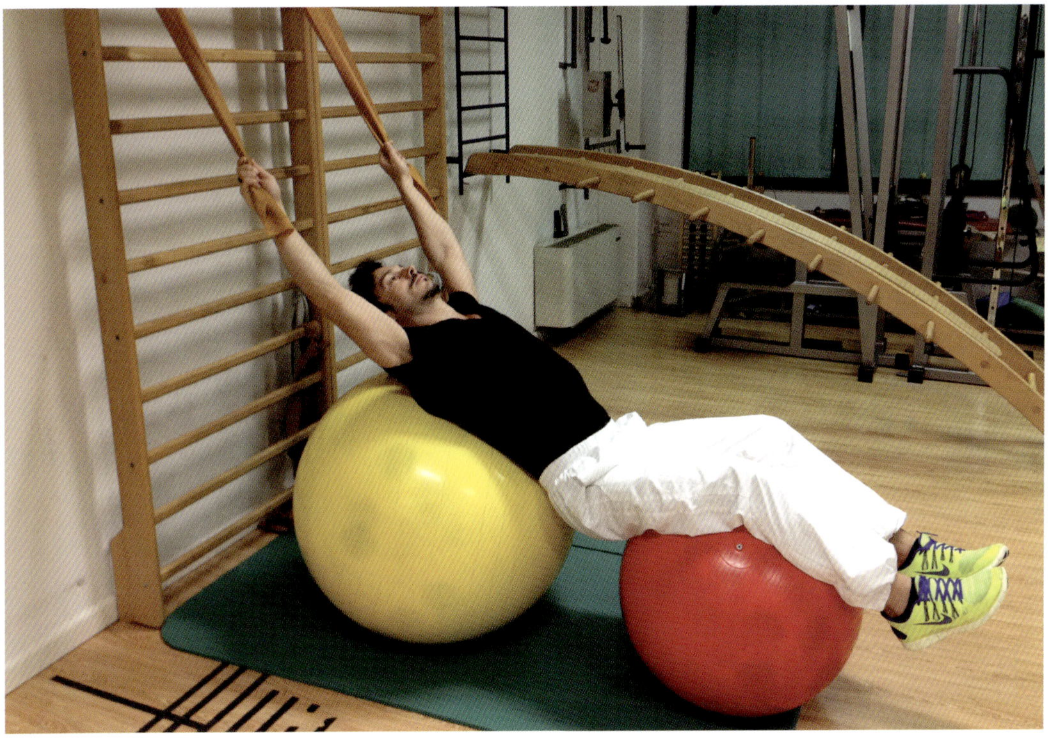

D 진단

Exercise 6.6

복부와 척추의 안정화 (Abdominal strengthening and stabilization of the spine)

실행 : 환자는 다리를 바닥에서 떨어뜨린 채 수직으로 유지하여 눕는다. 메디신 볼(medicine ball)은 무릎 사이에 끼고 머리는 살짝 들어올린다. 월바에 고정된 탄력밴드는 손으로 당겨 유지한다. (a)동시에 손의 고정된 부분에 손을 유지하며 수정한다. (b) 3개의 평면 공간에서 수행한다. (후면가동; kyphotization, 측면가동; lateralization, 역 회전; de-rotation).

(a) 남자는 가장 강한 장력의 밴드를 사용
(b) 여자는 중급 수준의 밴드를 사용

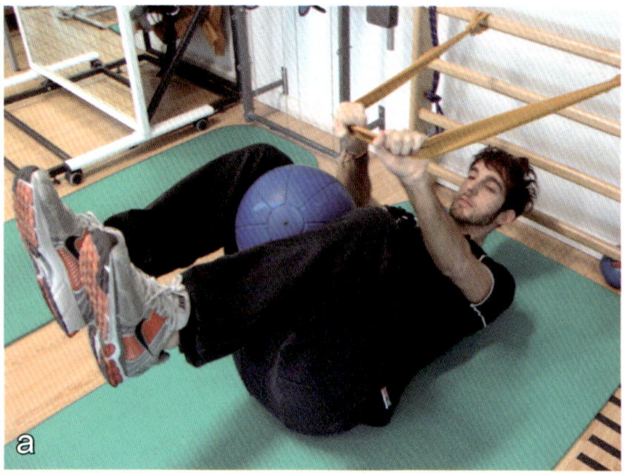
a

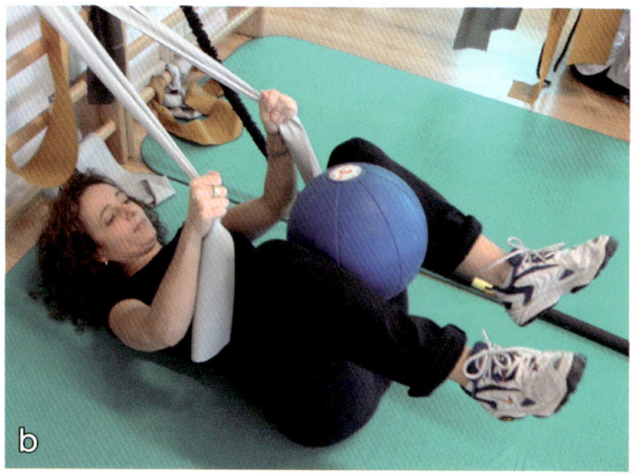
b

Exercise 6.7

코어 안정화
(Core stability)

이 운동은 복부와 하체 및 둔근을 보강하고, 요골반 안정화를 유지하도록 한다.

실행 : 탄력밴드를 골반과 복부 부위에 위치시키고, 스위스 볼 위에 다리를 올려서 저항을 밀어내며 골반을 들어 올린다.

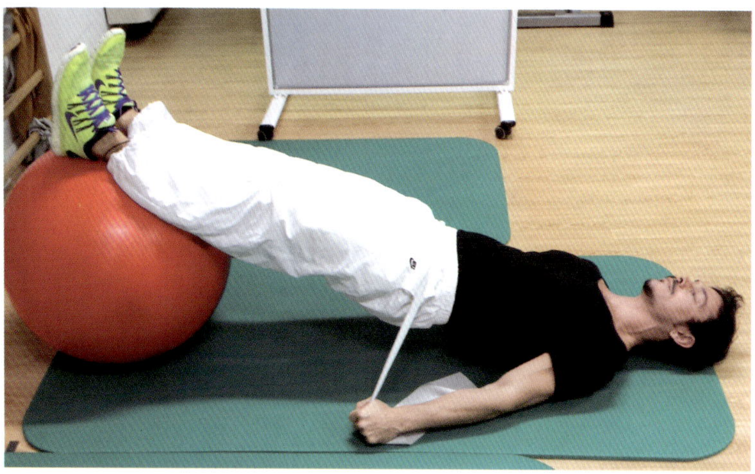

Exercise 6.8

수동 통증 스트레칭 (Passive antalgic stretching)

이 운동은 Ro-Plan Fly로 수행한다. Rovatti Plan®에 의해 개발 생산된 장비 중 하나이다.

실행 : 골반 부위에 띠가 채워지고, 강한 몇 개의 탄력밴드에 의해 고정된다.(환자의 체중에 따라 보정되어 진다.) 제작된 바(bar) 위에 발을 벌리고 위치하여, 몸 전체를 앞쪽으로 낮게 유지한다(**a**). 무릎을 살짝 구부리고 몸은 통증 스트레칭을 할 수 있도록 강력히 유지해준다(**b**). 즉, 전체 척추에 부하를 제거하고, 척추 주변근육의 긴장을 제거하는 자세에서, 환자는 왼팔을 왼쪽으로 펼치며 역 회전과 적절한 측면가동을 통해 세 개의 수평면에서 교정을 이끌어낸다(**c, d**).

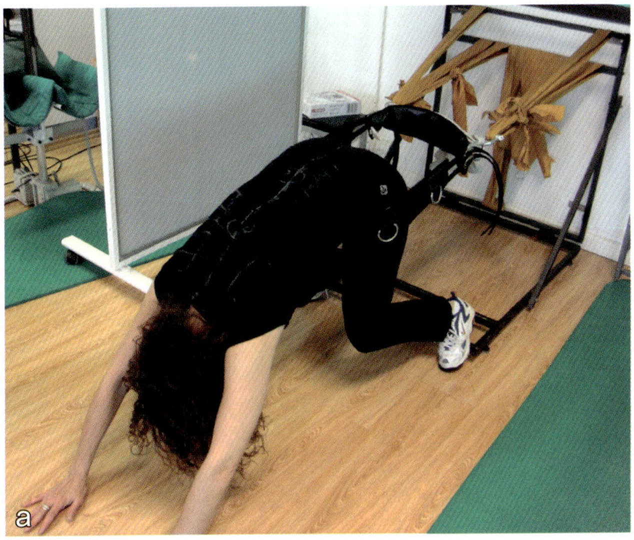
a

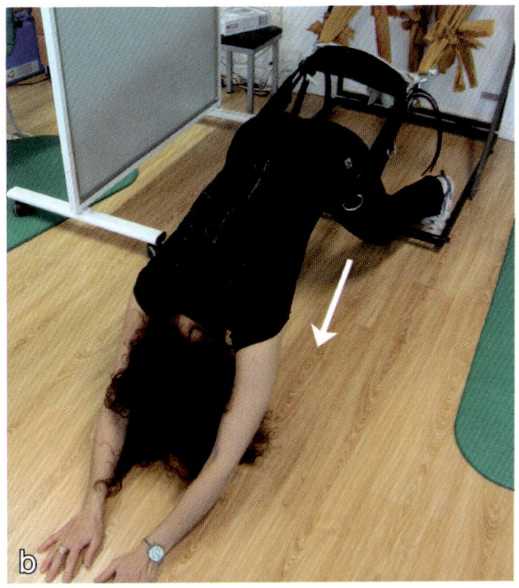
b

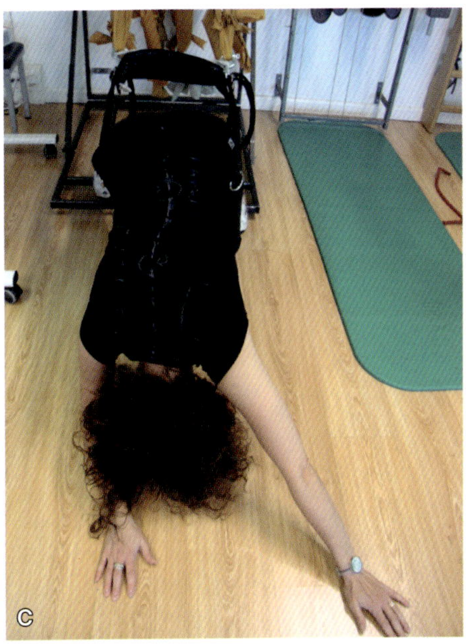
c

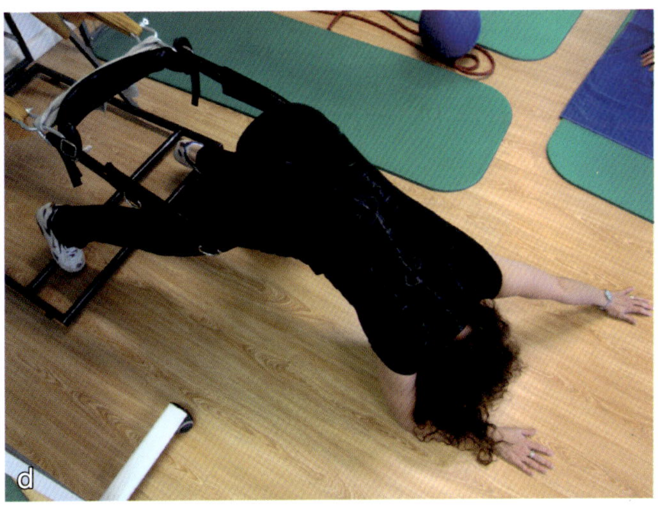
d

D 집단

Exercise 6.9

코어 안정화 (Core stability)

누운 자세로 요천추의 안정성 보강을 위해 엉덩이 띄우기.

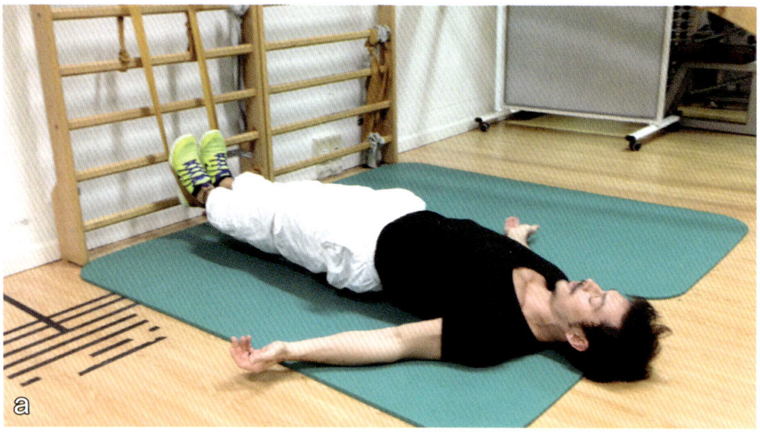

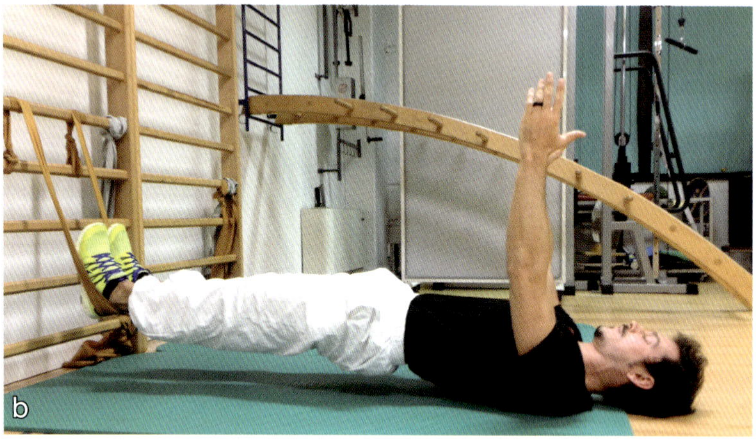

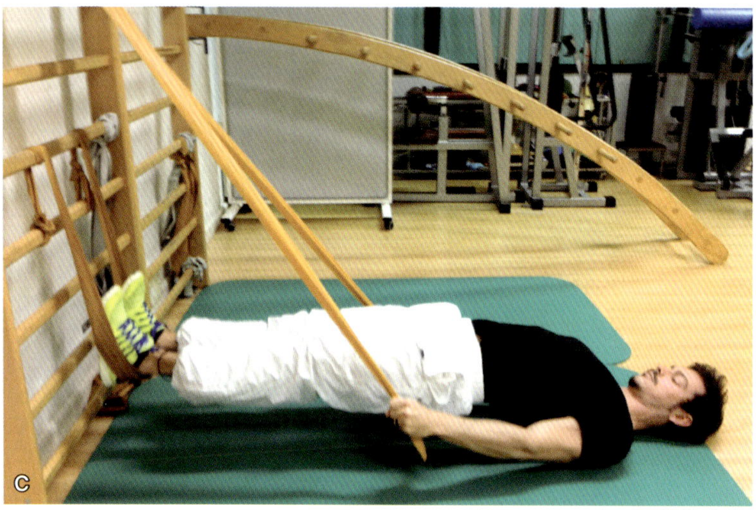

실행 : 누운 자세에서 뒤꿈치를 탄력밴드 위에 위치시켜 띄운다(**a**): 허리–골반 조절을 위해 엉덩이는 띄워져 있다.(골반 후굴: 골반 안정화)(**b**)

변형 : 허리–골반 안정화 각을 증가시키기 위해, 월바의 높은 곳에 걸어놓은 2개의 밴드를 손으로 잡고 실행한다(**c**).

Exercise 6.10

코어 안정화 (Core stability)

누운 자세에서 다리를 든 채 코어 안정성을 활성화.
목적 : 척추의 중립자세를 유지함으로써 복부의 조절력과 기능 향상

실행 : 이 운동은 중립자세를 유지하기 위해 (**a**)허리 부위 밑에 막대기 또는 펜을 놓아두고 누운 자세에서 실행(너무 뜨지도 않고 너무 강하게 압력을 주지도 않게 한다).

(**b**)코어는 탄력밴드의 두 부분을 동시에 당김으로써 활성화된다.

다음으로, (**c**)하지는 90° 굽혀 있고, 띄워져 있으며, 몸으로부터 다리의 멀어짐은 허리 밑과 막대기와의 밀착 정도에 따라 수정된다.

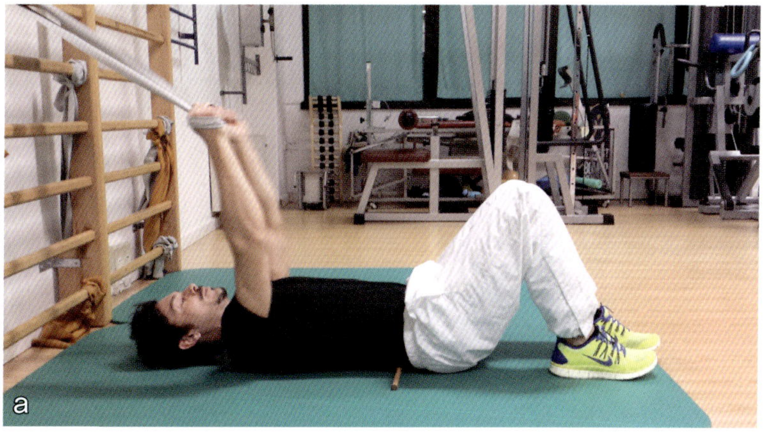
a

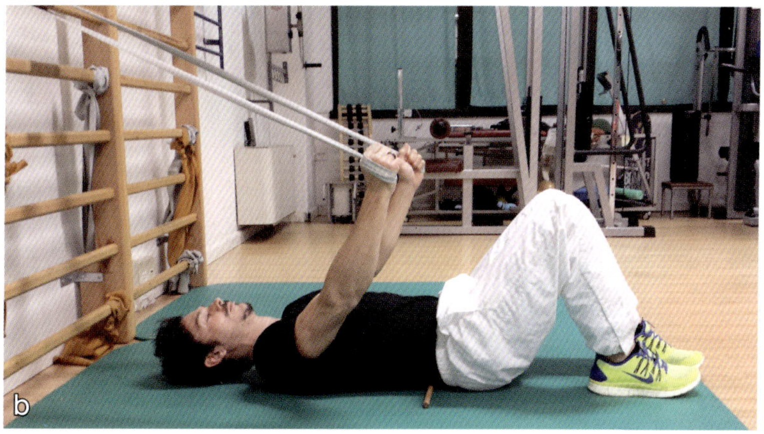
b

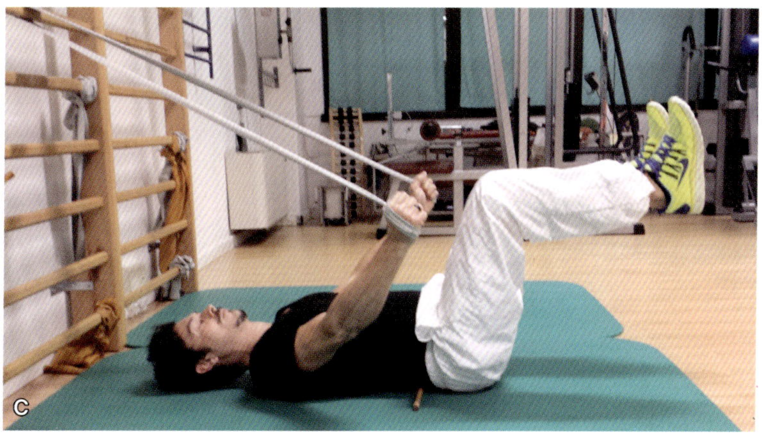
c

D 집단

Exercise 6.11

코어 안정화 (Core stability)

네발 자세를 이용한 코어의 안정화. 이 운동은 신체에 불안정 요소(탄력밴드)를 가하여 외복사근의 세심한 집중(골반 회전을 방해하는 역할을 함)을 하게 함으로써 코어의 핵심을 활성화하는데 도움을 준다. 그래서 골반의 비틀림 예방과 평형성, 척추의 조절, 외복사근의 기능이 향상된다.

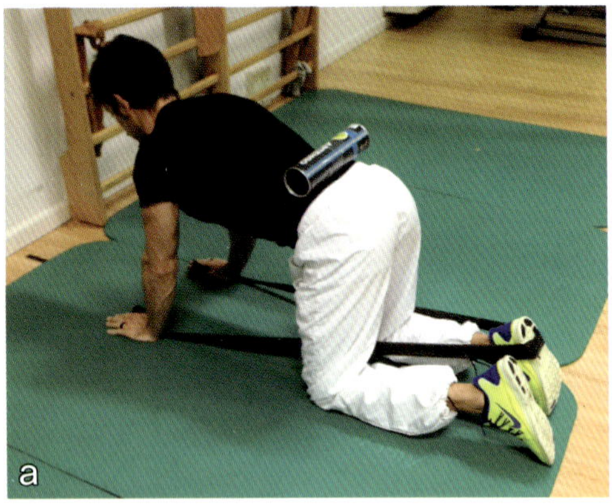
a

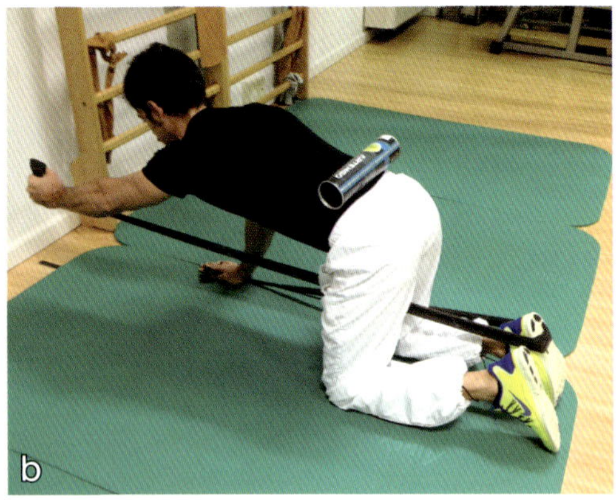
b

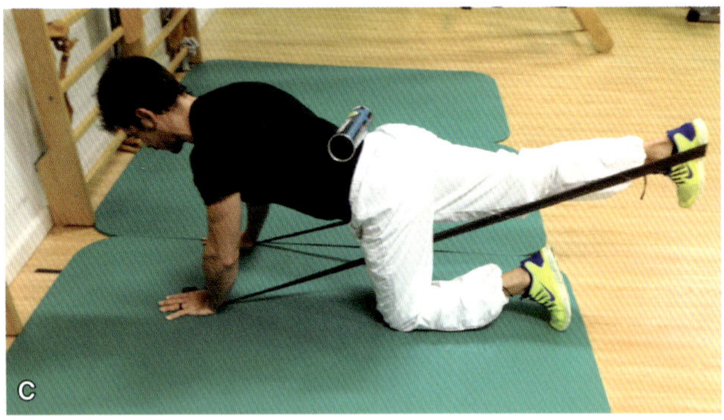
c

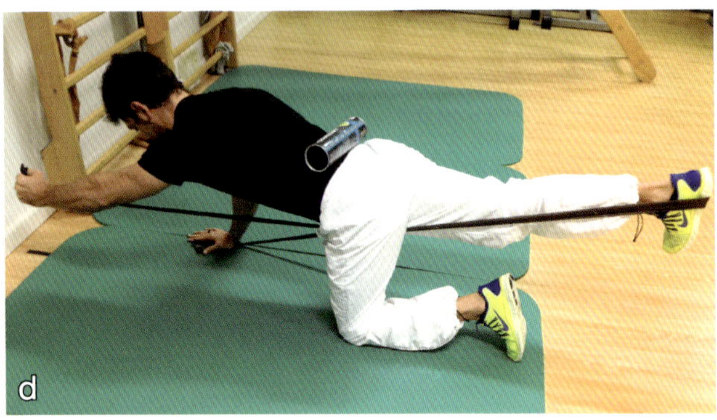
d

실행 : 환자는 네발 자세로 선다.(무릎과 대퇴를 일직선상에서, 그리고 어깨와 손을 일직선상에). 지지되는 4개 지점에 체중을 고루 분배한다(**a**).

탄력밴드는 하나의 발바닥에 고정하고, 밴드 끝은 양손에 쥐어지게 한다. 허리는 자연스럽게 유지하고 코어는 활성화된다. 특히, 실행하는 동안 골반 회전을 피하기 위해서 외복사근이 더욱 활성화 된다. 이 운동은 탄성을 유지한 채 굴곡하면서 시작된다(**b**).

이 동작이 잘 수행되면 자세를 유지하고, 저항을 이기며 하지를 신장시키는 두 번째 단계를 진행한다(**c**).

환자가 아무런 보상이나 회전 없이 동작을 유지할 수 있을 때에만 세 번째 단계로 움직인다(**d**). 각 자세는 적어도 10초 동안 유지시킨다.

이 운동을 실행하는 동안 자세의 붕괴를 피하기 위해 허리 위에 원통을 배치시키는 것이 유용하고, 자세가 잘 유지된다면 원통은 떨어지지 않을 것이다.

Exercise 6.12

코어 안정화 (Core stability)

스위스 볼을 이용한 네발 자세에서의 코어의 활성화.
목적 : 활성 요소(스위스 볼)를 통한 코어를 이용하여 몸의 안정성을 유지.

실행 : 스위스 볼은 벽이나 월바에 밀릴 수 있도록 둔다; 탄성밴드는 둔부에 걸쳐 감아둔다. 환자는 볼과 둔부를 접촉한 네발 자세 상태를 취한다. 팔은 밴드의 양끝을 바닥에 고정한 채로 유지한다(**a**).

척추는 중립으로 유지하고 반발력에 의해 복부의 강한 활성을 끌어올리기 위해 볼은 둔부에 의해 눌려진다(**b**).

끝으로, 탄력밴드를 잡은 팔은 고정시키고, 회전 없이 10초 동안 흔들림 없이 유지한다(**c**).

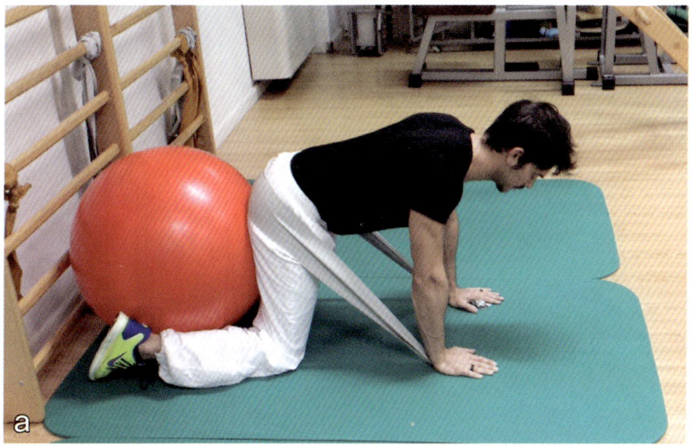
a

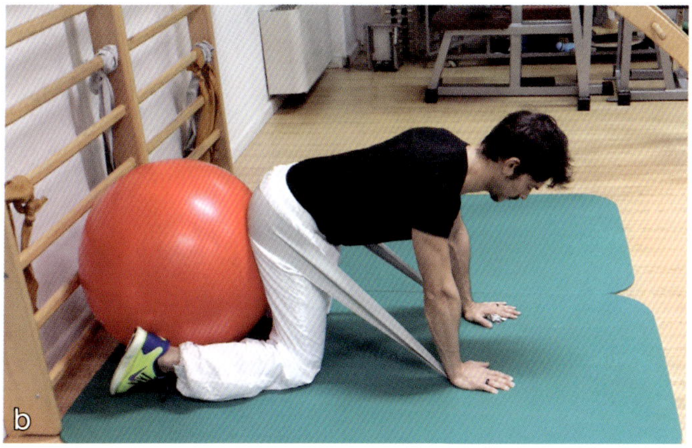
b

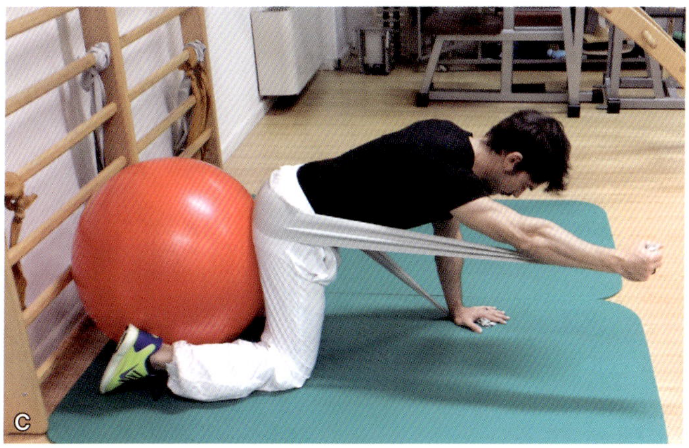
c

D 진단

Exercise 6.13

코어 안정화 (Core stability)

원통 위에 누운 상태로 요골반 안정화

실행 : 월바에 감겨있는 탄력밴드를 잡고(**a**) 원통 위에 누운 상태에서, 탄력밴드를 당긴 상태로 유지한다(**b**); 환자는 원통에 접촉한 척추가 떨어지지 않도록 한다. 환자는 한쪽 다리(**c**) 그 다음 다른 쪽 다리(**d**)도 띄우며 요골반의 안정성을 도모하고 균형을 유지한다.

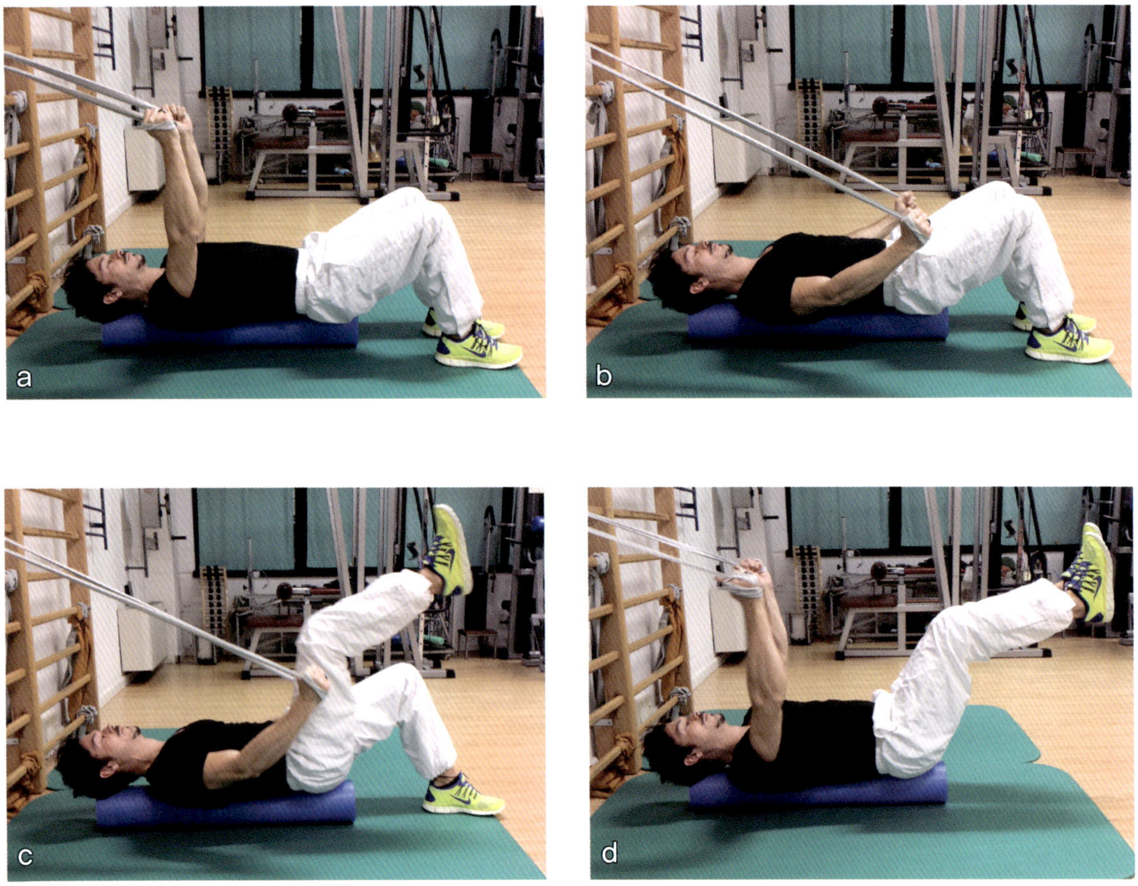

Exercise 6.14

코어 안정화 (Core stability)

회전 불안정 요소로 바톤(baton)을 사용하여 서있는 동안 안정화.
목적 : 척추체의 회전동작을 줄이고, 몸의 안정성을 유지

실행 : 탄력밴드를 바톤 끝에서 월바에 고정한다.(비대칭한 불안정 동작) 환자는 곧게 선 상태로, 팔은 앞으로 펴 밀고, 텐션을 유지하며 바톤을 잡는다. (**a**)밴드가 걸려 있는 반대쪽 다리를 90°로 드는 동안 복부 근육의 활성을 유지하고 회전을 피하도록 한다. (**b**)첫 동작을 완료한 후에, 환자는 탄력밴드가 걸린 동측 다리를 접는 단계로 이동한다. 끝으로 반대편으로 움직이는 동작을 반복하도록 한다.

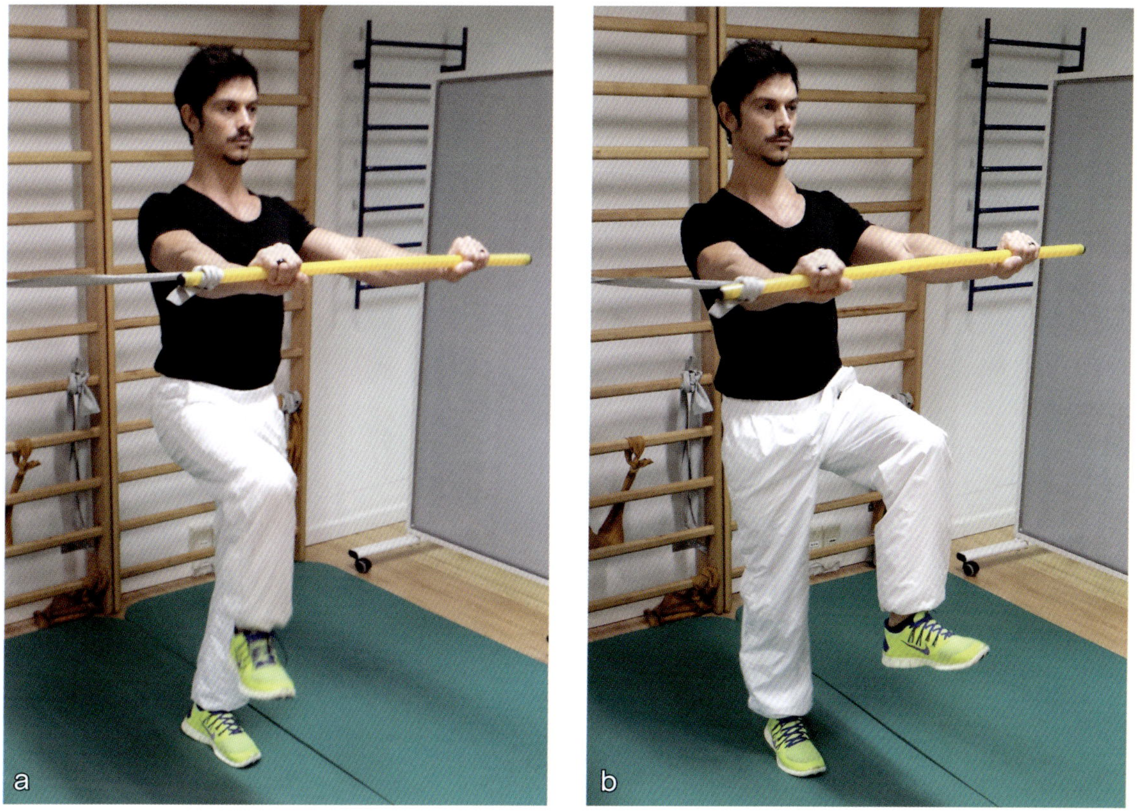

D 집단

Exercise 6.15

코어 안정화 (Core stability)

하지직거상 운동을 통한 코어 안정화. 이 운동의 목적은 상지의 신전력에 의해 발현된 활성을 통해 연속적인 코어의 활성을 재설정 해주기 위한 것이다. 또한 바닥에서 사지의 굴곡및 안정화를 통해 한 다리를 올릴 수 있는 능력을 키워준다.(둔근의 안정화를 통한 반대쪽 다리의 신전)

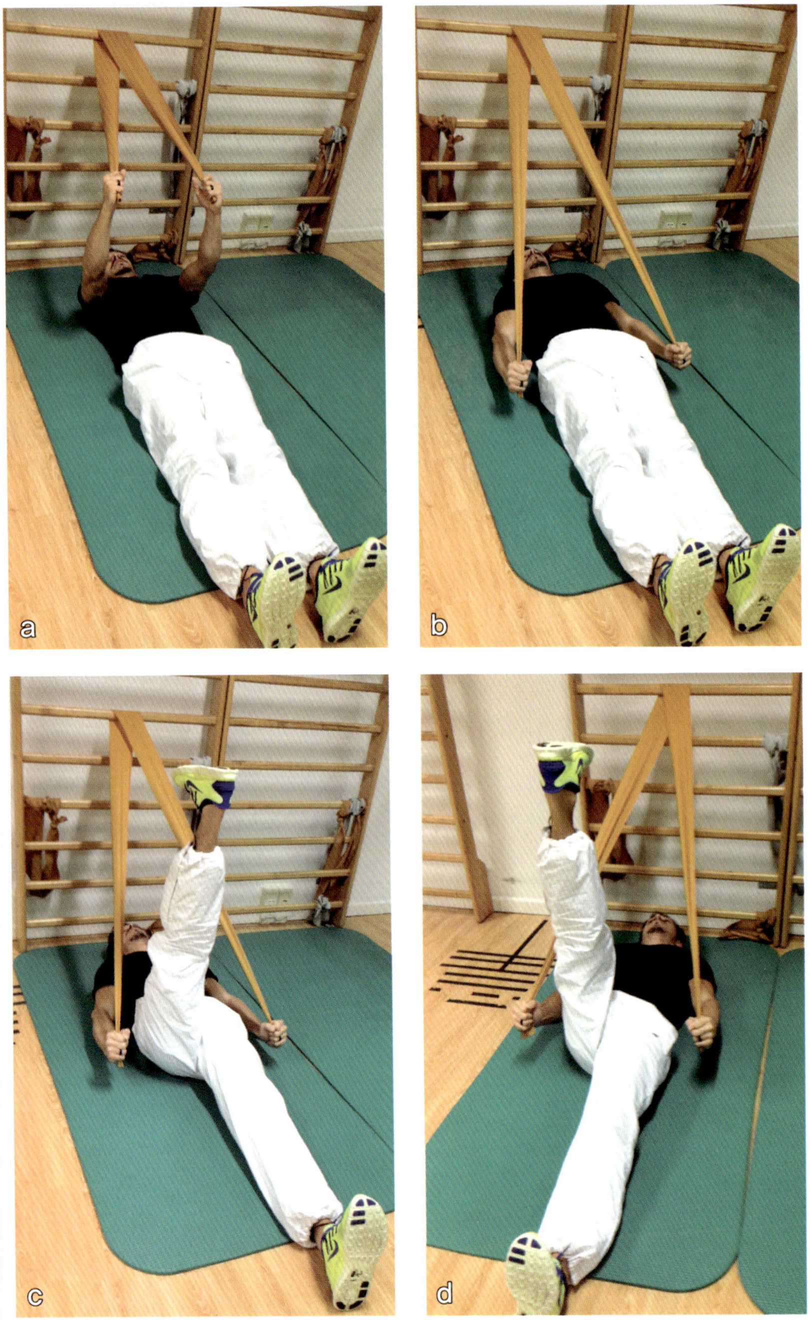

실행 : 시작은 누운 자세로, 환자는 다음과 같은 순서의 구조로 시행한다(**a**): 상지를 신전하여 베드를 잡아 당긴다(**b**); 긴장을 유지하여 다리를 유연하게 들어올리고, 발과 다리의 정렬을 유지, 올려진 다리는 2-3초간 긴장을 유지하여 버팀(**c**); 다리를 낮추고 다리를 바꾸기 전에 6-8번 반복한다(**d**). 다리를 좀 더 낮춘 후, 각 반복 동안 장력은 이완되고 재 활성되는 것이 필수적이다.

Exercise 6.16

코어 안정화 (Core stability)

곧게 선 자세에서 코어의 활성화. 운동의 목적은 상지의 신전에 의해 제공된 예비 활성화를 통해 적절한 코어 활성화 순서를 재현하는 것이다.

실행 : 환자는 곧게 선 자세이고, 최대한 생리학적으로 정상적인 척추 곡선을 가짐. 탄성에 저항하며 상지를 신전시키고(**a**), 무릎과 고관절을 90° 굴곡하며, 둔근의 활성화 때문에 하지는 유지될 수 있다(**b**).

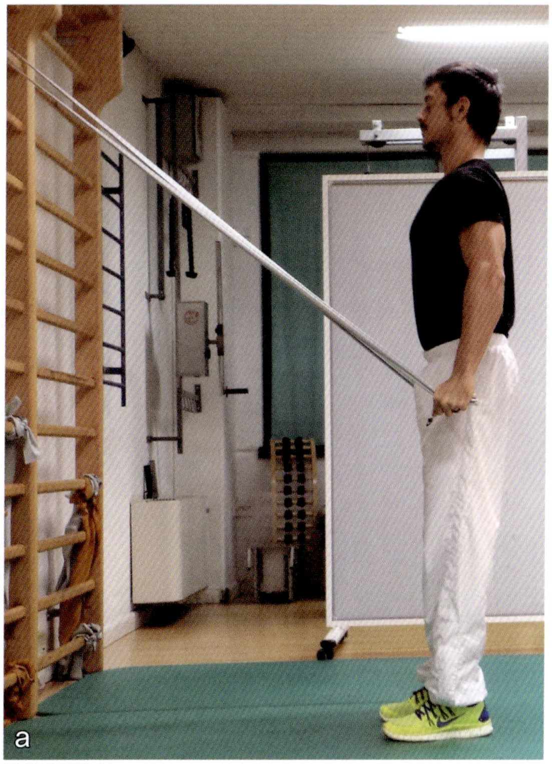

a

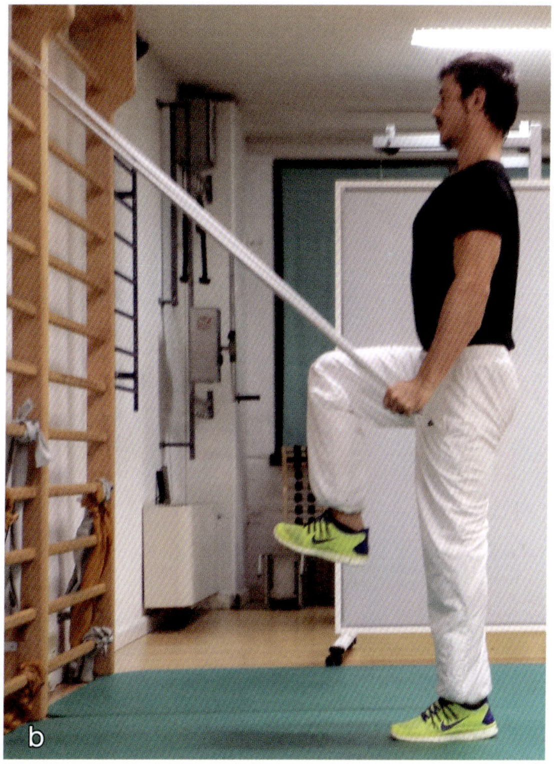

b

D 진단

Exercise 6.17

코어 안정화 (Core stability)

허리-골반의 안정화 능력을 증가시키기 위하여 손에 탄력밴드를 잡고 플랭크(Plank) 수행.

실행 : 네발자세의 상태에서 환자는 월바에 고정된 하나 또는 두 개의 밴드를 잡는다.

(체중을 지탱하기 위해 어느 정도의 긴장이 요구된다). 환자는 허리나 요추의 긴장 없이 (몸 라인이 왜곡되지 않게) 코어의 안정화가 잘되는 부분에서 중심을 안정화하는 것에 의해 점진적으로 몸을 가져간다.

이 운동은 월바를 뒤에 두거나 (c, d, e) 앞에 두어서도 (a, b) 수행될 수 있다.

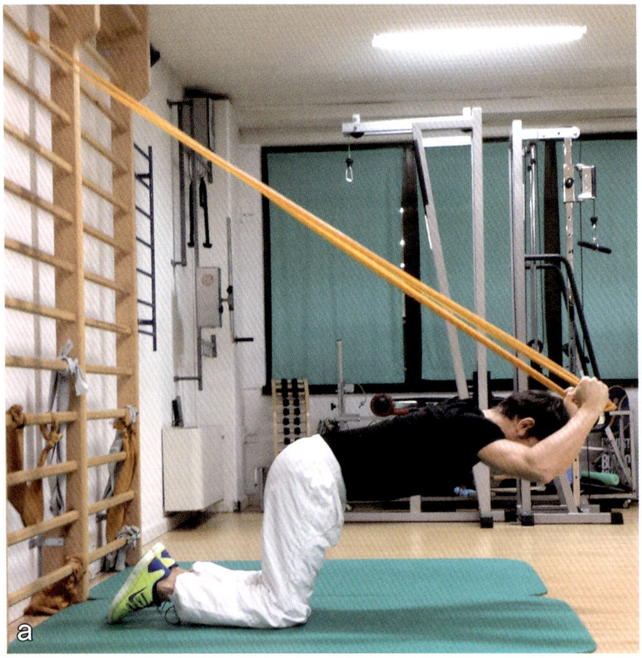
a

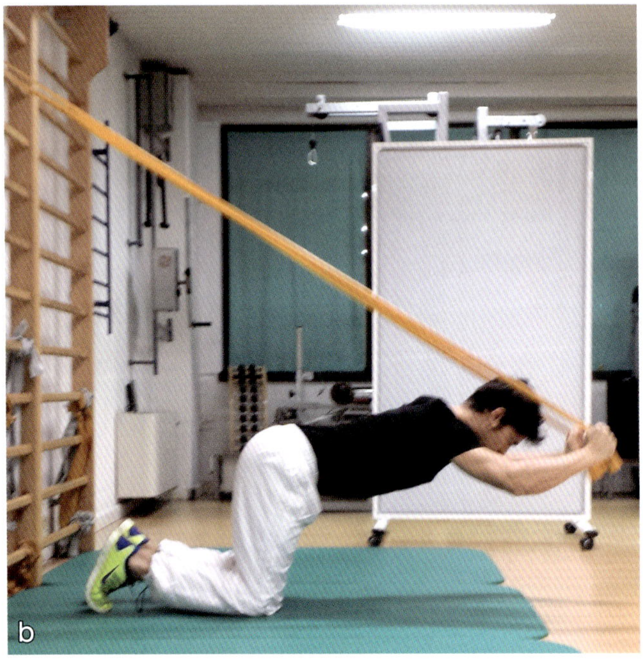
b

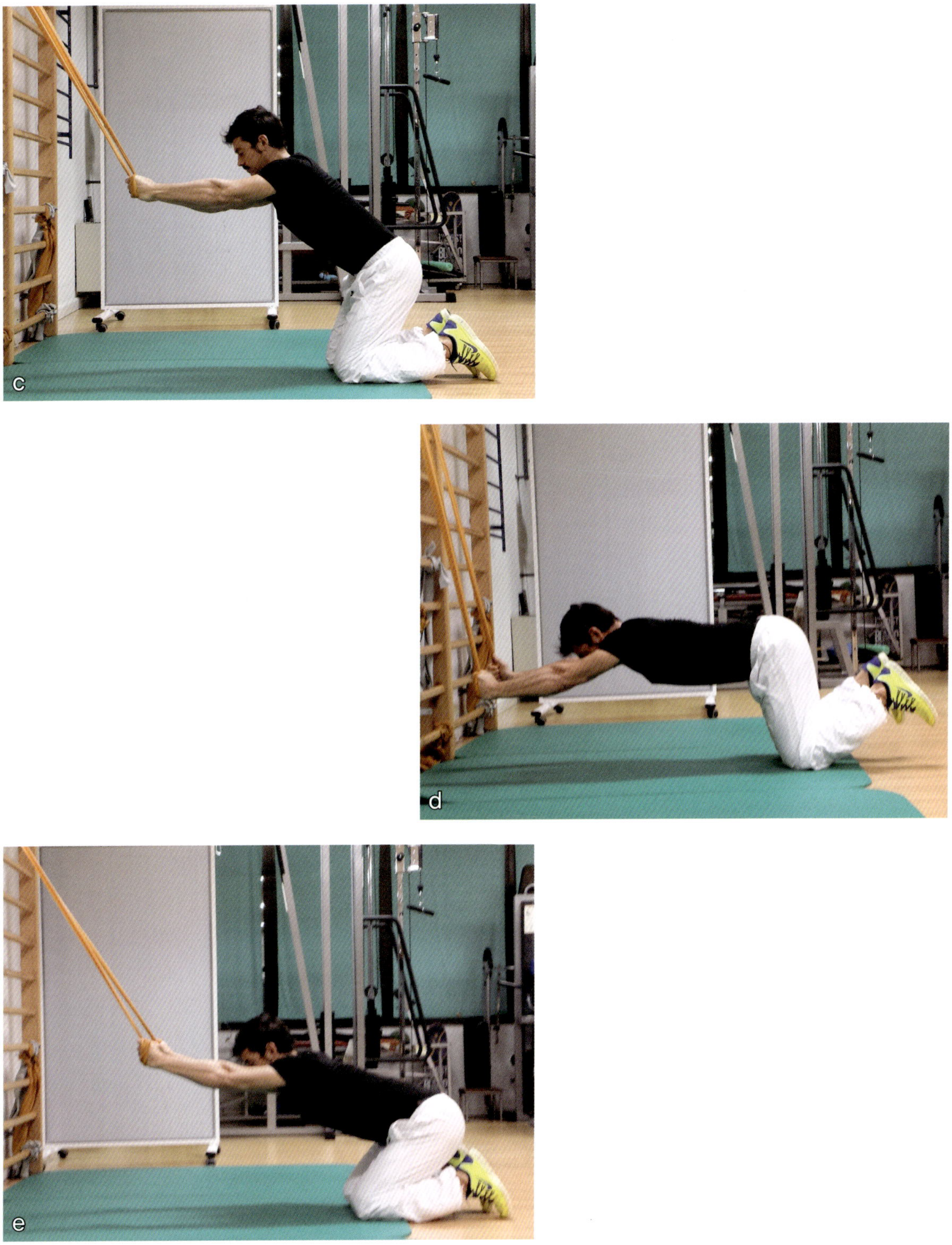
c
d
e

Exercise 6.18

코어 안정화 (Core stability)

불안정 요소가 가미된 상태에서 허리골반 안정화 능력을 증가시키기 위해 발 뒤쪽의 불안정 환경에서의 플랭크(Plank) 운동

실행 : 강한 탄력밴드에 두 발을 걸고 고정된 상태에서 팔꿈치는 바닥에 닿아놓는다. 환자는 생리학적으로 정상적인 척추 라인을 유지하고 코어의 활성화와 함께 적어도 10–20초 동안 자세를 유지한다(a, b).

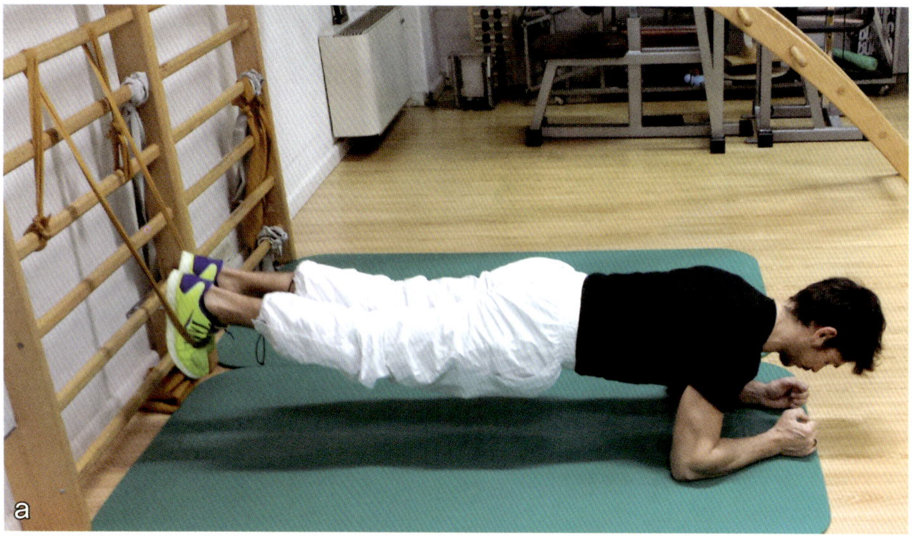

a

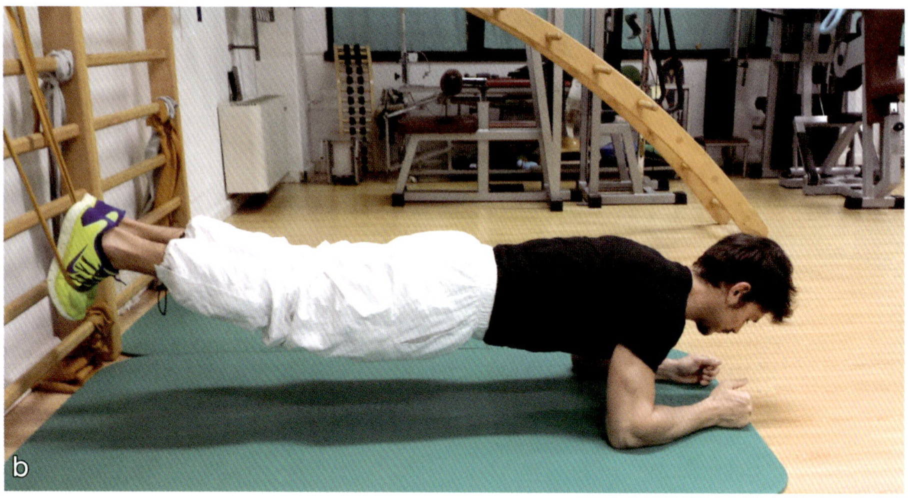

b

Exercise 6.19

코어 안정화 (Core stability)

반대방향 탄성을 사용한 사이드 브릿지(side bridge) 운동.
목적 : 외측의 불안정한 힘에 저항하며 사이드 브릿지 자세를 몸의 분절이 일직선으로 유지되게끔 한다. 그리하여 코어의 측면 수행력을 증진한다.

실행 : 사이드 자세를 취하고; 전완의 아래쪽에 밴드를 깔고 손으로 잡은 상태로, 밴드를 등 뒤로 감싸 잡는다. 팔꿈치가 바닥에 닿아있는 상태로 발을 모으고 몸의 정렬을 유지하며 몸을 띄운다. 첫 번째 단계로(a), 팔을 위로 향하여 적어도 10초를 버티고, 앞뒤의 반대 힘이 발생될 수 있도록 팔을 앞쪽으로 가져온다(b). 운동의 적절한 수행이 달성되면, 두 발에 두꺼운 밴드를 착용하여 외전 동작을 하고, 두 가지 동작을 통합하도록 한다. 이 동작은 10초 동안 유지한다(c, d).

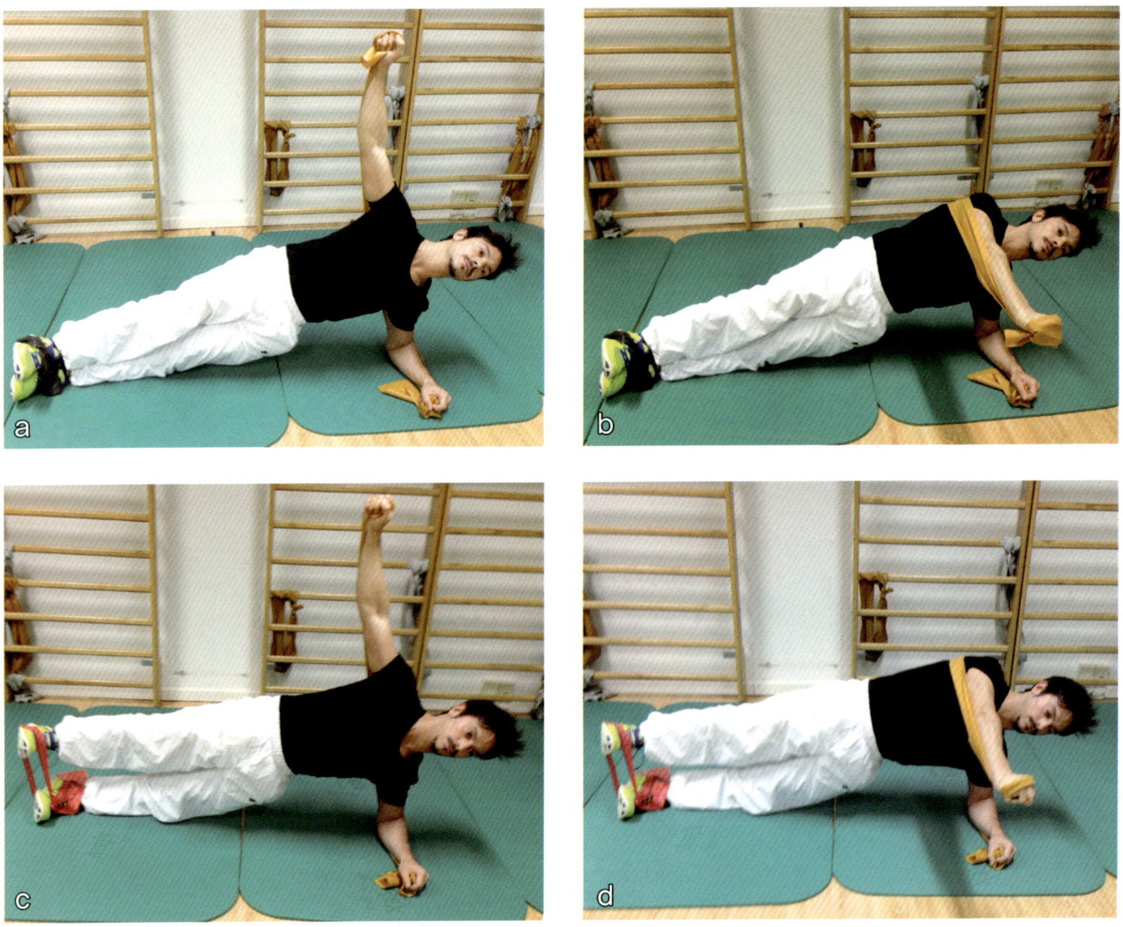

참고문헌 / Bibliography

Antonini G, Negrini S, Cararziona R, Marinoni E. Evolutività della scoliosi. In: Monografie Gruppo di Studio della Scoliosi. Vigevano: GSS, 2000.

Badelon B, Boitier C. Les tractions vertébrales. (33° Numéro specialisè). In: Encyclopedie médico-chirurgicale Kinésitherapie Rééducation fonctionnelle. Paris: Edition Technicques, 1985.

Becchetti S. Diagnosi e prognosi della scoliosi: ultime acquisizioni. Le Scienze Motorie 1993; 2: 11-9.

Biot B, Mollon G, Ollier M, Stortz M. Attitudes scoliotiques. (48° Numéro specialisè). In: Encyclopedie médico-chirurgicale, Kinésitherapie Rééducation fonctionnelle. Paris: Edition Technicques, 1992.

Capurso U, Marini I, Alessandri Bonetti G. I disordini cranio-mandibolari: fisioterapia speciale stomatognatica. Bologna: Edizioni Martina, 1996.

Chahuneau J. Techniques de rèèducation respiratoire. (31° Numéro specialisè). In: Encyclopedie médico-chirurgicale Kinésitherapie Rééducation fonctionnelle. Paris: Edition Technicques, 1984.

Charrière L, Roy J. Kinésithérapie des déviations latérales du rachis. II edition. Paris: Masson, 1973.

Charrière L, Roy J. Les déviations antéro-postérieures du rachis. (12° Numéro specialisè). In: Encyclopedie médico-chirurgicale Kinésitherapie Rééducation fonctionnelle. Paris: Edition Technicques, 1978.

Clarkson HM. Valutazione cinesiologica. Milano: Edi.Ermes, 1991.

Corigliano A, Ceppatelli S, Dafra C, Mencarelli M. Il dolore nella grave scoliosi dell'adulto. In: P. Sibilla, S. Negrini (eds). Il trattamento della lombalgia. Milano: Edi.Ermes, 1996; pagg. 35-9.

Costanzo G, Cellocco P, Ranieri A. Corsetti per scoliosi secondo le diverse scuole terapeutiche: prescrizione, costruzione, collaudo ed esercizi specifici. Stato dell'arte nel trattamento conservativo delle scoliosi. In: Rachide e riabilitazione multidisciplinare. Terzo Evidence-Based Meeting, Vigevano: GSS, 2007.

Cristofanilli M. Nuove metodiche chinesiterapiche nella rieducazione delle scoliosi con tecniche basate sugli equilibri. Le Scienze Motorie 1990; 3: 32-8.

Cristofanilli MA. 1° Congresso società spagnola di fisioterapia. Barcellona, 1994.

Cunha HM, Cesarani A, Ciancaglini R, et al. Postura, occlusione, rachide: problematiche interdisciplinari. Bassano del Grappa: Edizioni C.P.A., 1992.

Daniels L, Worthingham C. Esercizi terapeutici, Roma: Verduci Editore, 1980.

Ducongè P. La scoliosi in età evolutiva. In: Atti del XIX Congresso GEKTS, Modena, 1991.

Ducongè P, Guilloux R. La scoliose aujourd'hui, la scoliose demain. Lyon: Groupe Europeen kinesitherapique travail scoliose (GEKTS),1992.

Efther G, Prau JP. Méthodes gymniques de rèeducation vertébrale. (45° Numéro specialisè). In: Encyclopedie médico-chirurgicale, Kinésitherapie Rééducation fonctionnelle. Paris: Edition Technicques, 1991.

Fusco MA. Trattato di Posturologia. Vol. 1° Introduzione alla posturologia. Avellino: VIP Servizi Edizioni, 2004.

Gans M. Méthodes gymniques de rèèducation vertebrale. (25° Numéro specialisè). In: Encyclopedie médico-chirurgicale, Kinésitherapie Rééducation fonctionnelle. Paris: Edition Technicques, 1981.

Greissing H, Zillo A. Zilgrei: come eliminare da soli il mal di schiena e i dolori da artrosi lombare. Milano: Mondadori, 1998.

Kapandji IA. Fisiologia articolare. Roma: Marrapese Editore, 1983.

Kos B. 1200 esercizi di ginnastica. Roma: Società Stampa Sportiva, 1973.

Mariotto F. Rieducazione psico-motoria e ginnastica ortopedica nelle alterazioni morfolofiche funzionali e strutturali. 2° edizione. Milano: Sperling&Kupfer,1974.
Massara G. Attualità in chinesiterapia. Roma: Edizioni Marrapese, 1991.
Mazzocco G. Chinesiologia itinerante. In: Atti del Convegno Nazionale UNC, Venezia 1985.
Negrini S, Sibilla P. Il peso degli zainetti scolastici. Un problema di salute pubblica? Milano: Fondazione Don Carlo Gnocchi, 2000.
Negrini S, Sibilla P. Le deformità vertebrali: stato dell'arte. Volume 1°, Vigevano: GSS, 2000.
Negrini S, Sibilla P. Le deformità vertebrali: stato dell'arte. Volume 2°, Vigevano: GSS, 2001.
Niquet G, Bierry L, Bierry M. Controindicazioni alla pratica sportiva. Roma: Marrapese Editore, 1982.
Perdriolle R. La scoliosi: suo studio tridimensionale. Milano: Ghedini, 1982.
Perricone G, Bilotta TW, Prioli L. Scoliosi e cifosi. Bologna: Istituto Ortopedico Rizzoli, 1987.
Perricone G, Bilotta TW, Prioli L. Scoliosi e cifosi. Ortesi: quando, come perché. Bologna: Istituto Ortopedico Rizzoli, 1987.
Pirola V. Cinesiologia, Milano: Edi Ermes, 1999.
Pirola V. La chinesiterapia nella rieducazione delle scoliosi. I metodi. Vol I. Milano: Sperling&Kupfer, 1993.
Pivetta M. Trattamento chinesiterapico delle scoliosi in gesso e corsetto: esercizi di routine e nuove tecniche. Le Scienze Motorie 1993; 2: 55-62.
Pivetta S. Atlante di ginnastica correttiva. Milano: Sperling&Kupfer, 1981.
Pivetta S. La tecnica della ginnastica correttiva. Scoliosi ad indicazione chirurgica, ortopedica, conservativa. Volume 2°. Milano: Sperling-&Kupfer, 1975.
Pivetta S. Le basi e la tecnica della ginnastica correttiva. Parte 1ª. Milano: Istituto Superiore di Educazione Fisica della Lombardia,1970.
Pivetta S. Le premesse della ginnastica correttiva. Milano: dispense ad uso degli studenti ISEF, 1970.
Pivetta S. Paramorfismi giovanili. Milano: Sperling-&Kupfer, 1970.
Revel M, Morin C. La reprogrammation sensorimotrice. (32° Numéro specialisè). In: Encyclopedie médico-chirurgicale Kinésitherapie Rééducation fonctionnelle. Paris: Edition Technicques, 1984.
Rigo M, Weiss HR. Il metodo Schroth nella rieducazione delle scoliosi idiopatiche: aspetti nuovi e tradizionali. Le Scienze Motorie 1993; 3: 18-31.
Rigo M, Weiss HR. Il metodo Schroth nella rieducazione delle scoliosi idiopatiche: parte 2°: i risultati. Le Scienze Motorie 1994; 1: 15-21.
Sarchi P, Fronte F, Giudici P, et al. Corsetto di Risser e adeguamento cardiorespiratorio all'esercizio muscolare. Le Scienze Motorie 1994, 1: 37-41.
Schmid C, Geiger U. Rehatrain. Esercizi di resistenza elastica. Milano: Edi.Ermes,1998.
Sibilla P, Negrini S. La valutazione del paziente scoliotico. In: Monografie Gruppo di Studio della Scoliosi. Vigevano: GSS, 1998.
Stagnara P, Charriere L. Les déviations antéro-postérieures du rachis. (11° Numéro specialisè). In: Encyclopedie médico-chirurgicale Kinésitherapie Rééducation fonctionnelle. Paris: Edition Technicques, 1977.
Stagnara P, Mollon G, De Mauroy JC. Rieducazione delle scoliosi. 2° edizione. Milano: Ghedini, 1992.
Toso B. Back School. Milano: Edi.Ermes, 2003.
Troisier O, Bilan articulaire. (44° Numéro specialisè). In: Encyclopedie médico-chirurgicale, Kinésitherapie Rééducation fonctionnelle. Paris: Edition Technicques, 1990.
Valade D, Bleton JP, Chevalier AM. Rééducation de la posture et de l'équilibre. (37° Numéro specialisè). In: Encyclopedie médico-chirurgicale, Kinésitherapie Rééducation fonctionnelle. Paris: Edition Technicques, 1987.
Various Authors. La scoliosi. Nuovi orientamenti diagnostici prognostici terapeutici. In: Atti del XX Convegno Nazionale di Chinesiologia, Vicenza 21-23 novembre 1980.
Various Authors. La scoliosi in età evolutiva: attualità e tecniche di trattamento a confronto. In: Atti del XIX Congresso G.E.K.T.S. di Modena 18-19 ottobre 1991.
Various Authors. La scoliosi, nuovi orientamenti. In: Atti del XXX Convegno Nazionale di Chinesiologia, Vicenza 1990.
Various Authors. La scoliosi. Nuovi Orientamenti diagnostici e prognostici. In: Atti del Congresso 20-21 aprile 1985. Modena 1986.
Various Authors. Le scoliosi: trattamento ortopedico lyonese nella scoliosi. Tecnica di rieducazione respiratoria nella scoliosi idiopatica grave, Firenze: Edizioni Pro Juventute,1978.
Various Authors. Scoliosi e Riabilitazione, esperienze a confronto. In: Atti del Congresso Internazio-

nale di Milano, 29-30 novembre 1985. Milano: Fondazione Pro Juventute Don Carlo Gnocchi,1985
Various Authors. Scoliosi: nuove prospettive diagnostiche e terapeutiche, Atti Convegno, Rozzano: USSL76, 1982.
Various Authors. Scoliosi. Moderne prospettive diagnostiche e terapeutiche. In: Atti del Convegno 23 ottobre 1992.
Weistein Sl. Evolutiva e conseguenze a lungo termine della scoliosi idiopatica. In: Monografie Gruppo di Studio della Scoliosi. Vigevano: GSS, 2000.
Wirhed R. Abilità atletica e anatomia del movimento. Milano: Edi.Ermes, 1986.
Xhardez Y. Vademecum del chinesiterapista, tecniche, patologia, indicazioni, Roma: Marrapese Editore, 1982.

Emanuele Rovatti와의 인터뷰

by Federica Delucchi

Q) 당신은 척추측만증에 대한 관심과 치료 개념을 어디서 얻었는가, 그리고 그 주제에 대한 연구와 함께 전문성을 어떻게 개발했나?

열정, 호기심, 그리고 흥미들이 나의 전문적 진로와 연구에 키워드가 되었다.

이 열정은 내가 공부하던 기간에 만났던 밀라노 ISEF 기관에서 강의를 하던 Sergio Pivetta 교수를 우연히 만났을 때 열정이 시작되었다.

자극적인 접근법에 대해 우연히 처음으로 접한 이후, 교정운동 분야(environment of corrective exercise)에 많은 호기심과 관심을 갖기 시작하게 되어 몰두하게 되었다.

그러나, 70년대와 80년대에서 가장 중요한 요인들을 접하면서 척추측만증의 치료와 연구로 세계적으로 저명하고 선구자적인 Paolo Sibilla 교수님(정형외과 전문의이자 밀란에 있는 Gaetano Pini 병원의 부회장이며, 당시 밀란의 Don Gnocchi 병원 병원장이었던)을 만나게 되는 행운을 얻었다.

척추측만증과 척주 질환에 대해 전문가로서 인정받고 있는 Sibilla 교수는 학습과 연구에 대해 그리고 지식을 전하는데 있어 뜨거운 열정을 지닌 분이셨으며 학술회에 참석하고 자신의 의견을 발표하는데 주저하지 않았다. 그리고 열정적으로 연구하였던 문제점들에 대한 새로운 학습방법과 접근법을 척척하였다. 그는 매우 뛰어났으며 항상 열정적으로 노력하였다. 그리고 나는 오랫동안 Sibilla 교수님이 참석하는 여러 학술회에 함께 동반하였다.

이 분야에 대해 내가 활동을 시작하면서부터 나는 Sibilla 교수님에게 하도 질문을 많이 하여 교수님은 나의 임상사례에 대한 논의와 비교 분석하는 날을 "Rovatti의 날" 이라고 할 정도였다.

그때부터 요즈음까지, 나는 우리의 연구와 밀접한 다양한 훈련들(인체공학, 신체 운동요법, 오스티오패시)들에 대한 개인연구, 트레이닝을 해오고 있다. 또한 작업의학 분야에 대해 지속적으로 경험을 쌓고 있다.

Q) 당신은 늘 환자들과 운동센터에서 연구를 해오고 있다. 이론과, 임상, 그리고 관찰 사이의 관계들은 어떠한가?

40년의 경험을 갖게 된 것은 분명 매우 중요한 일이다. 어떠한 것들은 책에서 배울 수 없는 것들도 있다. 또한 나에게는 임상, 관찰 그리고 환자를 만나는 것은 항상 중요하다.

오늘날 나는 수많은 실제적인 척추 치료법과 이와 연관된 장애 사례들(매년 700여명에게서 나타난)의 연구를 하고 있다. 나는 지인 동료들이나 가형교정 전문가들, 그리고 단순히 내가 아는 사람들로부터 소개받은 매주 20여명이 넘는 환자를 진료하고 있다.

치료계획은 개개인의 특성에 맞게 구성된다. 치료법은 항상 체계적이고 정확한 자세를 통해 치료를 하는 방법으로 진행되고, 모든 치료는 치료 팀과 함께 진행한다. 또한 운동센터에서 치료를 위한 특정 개인의 치료계획은 지속적인 감독 하에 진행되고 있다.

Q) 척추측만증을 치료하고 호전시키며 또한 치유시키는 데 얼마나 많은 경비가 드는가? 환자 나이와 질병의 심각성 등을 고려하면서 치료하였던 사례들을 얻을 수 있을까?

모든 사례들은 다르고, 치료방법 등에 영향을 미치는 요소는 매우 많다.

환자들(종종 아주 어린 소년과 소녀들) 이 자신의 치료 처방을 따르고 치료 지시에 따르는 것이 가장 중요하며, 절대 간과되어서는 안 될 요소들이다. 또한 동기유발 역시 중요한 역할을 한다.

만약 우리가 가벼운 정도의 측만증과 유사한 조건에 대해 얘기할 때, 나는 일반적으로 환자의 개인성장과 청소년기의 모든 기간을 따라 가본다. 흔하게 나타나는 현상으로 환자의 상태가 병리적으로 악화되지 않으면 난 그 상황을 스포츠 레크리에이션 치료법으로 교체할 수 있도록 치료법을 변화시켜야 한다고 충고한다. 이것은 때때로 어린아이들에게는 일종의 보상으로 보일 수 있다.

치료와 개선에 대해서만 이야기할 것이 아니라 고도로 산업화된 사회 속에 많은 환경적 오염에 영향을 받고 있는 백인들에게 척추측만증의 예방에 대해 이야기할 필요가 있다.

만약 모두가 사춘기에 자신의 척추에 대해 더 잘 알 수 있는 기회가 있다면, 성인이 되어서 일반적으로 발생되는 문제들을 피하거나, 감소시키는 사례가 많기 때문에 큰 이점이 될 수 있다.

이것은 운동학적 자세 시험을 통해 수행될 수 있을 뿐만 아니라, 좋은 체육 강사의 도움과 해당 주제에 대한 적절한 기초지식의 보급이 수반된 전문적인 프로그램, 그리고 척추 문제들과 진정한 척추 치료를 목적으로 하는 일상생활에서의 기초적인 자세 및 인체공학적인 규칙의 보급을 통해 이루어질 수 있다.

그리고 나는 오랫동안 학교에서 교육시켜 왔다. 또한 중학교 체육교사와 신체 운동학자 사이의 상호작용을 활성화 시키는 사람이며 동시에 열정적인 지지자이다.

Q) 구조적 척추측만증, 이형증 – 호전되거나 치유될 수 있나?

여러 해에 걸쳐 여러 명의 환자들을 만나본 결과 만족하는 결과가 나온 것은 심각한 척추측만증 환자들에게서 나왔다. 척추측만증이 완전히 없어지진 않았지만, 미적 측면이나, 고통을 감소시킬 수 있다거나, 척추의 기능을 호전시키거나 그리고 정상적인 생활 활동을 가능하게 하는데 목적을 두고 있다.

결과는 환자의 인내심과 헌신에 비례한다. 이는 치료 상의 프로토콜 만큼이나 중요한 사실이다. 청소년기의 환자를 치료할 때는 협조와 좋은 관계유지가 환자에게 큰 도움이 된다.

어린 환자들에게는 본인들의 노력이 병을 고치는데에 있어 얼마나 큰 역할을 하는지 자신감을 북돋아 주어야 한다. 체육관에서 사람들이 모두 다른 계획으로 운동을 하더라도 단체로 활동을 하는 것이 굉장히 중요하다. 문제는 비교와 나눔이 가장 핵심적이다.

마지막 목표는 18–20세의 환자들이다. (치료가 끝나고 신체발달이 끝나는 시기) 18–20세 환자들은 시각적으로도 관찰될 수 있을 만큼 척추측만증이 많이 호전될 수 있다. 골격이 성숙해지는 단계에서 미적 외모가 평가된다. 예를 들어, 삼각형의 몸통 그리고 생리적 커브(curve)의 호전을 말한다. 무엇보다, 중요한 것은 환자가 자신감이 손상되지 않고 통증 없는 성인으로 성장할 수 있는 것이 중요하다.

Q) 몇몇 사례들을 치료해 보았나? 성공할 확률은 얼마나 되나?

40년 동안 나는 1,000개가 넘는 사례들을 봤다. 어린아이서부터 어른에 이르기까지 많은 환자들을 봐왔고 그 중 대부분은 성장기를 같이 보냈다. 많은 성인들은 10년 혹은 20년이 넘도록 운동으로 치료를 계속한다. 측만성 질환의 많은 케이스들이 사춘기 전부터 성장이 끝나기까지 시간을 투자한다. 척추측만증 환자의 대부분은 Risser 0에서 5까지 속하였으며 이것은 사춘기 전 시기부터 골격성장이 완성되는 단계를 의미한다.

내가 본 모든 환자들이 진성 질환들은 아니었지만 대부분 유형의 척추측만증들을 치료해 보았다고 장담할 수 있다. 수술 전/수술 후 사례들을 보았으며 정형외과적 브레이스 착용을 준비하고 있던 많은 젊은 환자, 그리고 브레이스를 착용하고 있는 환자(때로는 몇 년간을) 그리고 브레이스 착용을 끝낸 환자들..... 더 이상 할 수 있는 것이 없을 때 그리고 측만증이 진행되고 치료결과가 없을 때 외과적 수술이 요구되어 진다.

나는 브레이스를 3개나 연속적으로 4개월 씩 착용하였던 어려운 상황에 있는 환자들을 치료하였다. 여러 가지 치료를 하게 되면 어린 환자들은 육체적으로 심리적으로도 많은 어려움을 겪게 된다. 악화가 될 경우에는 심장과 호흡기, 또는 사회생활에도 좋지 않은 영향을 미칠 수 있으며, 분명한 실용성과 외적인 것을 위해 수술이 필요하기도 하다.

2011년에 밀라노에 있는 Gaetano Pini 병원에서 외과수술을 통해 척추측만증의 정도가 65~70°에서 19°로 현격하게 줄어드는 것을 보았다. 치료 팀에게 축하가 전해졌지만, 정형외과 의사들 스스로에 의해 확인된 그러한 놀라운 결과는 수술로 가기 위한 약 1년간의 좋은 운동요법 준비 때문에 가능했다는 것이다.

척추측만증 정도가 45~50 정도이고, 혹(hump)이 20mm 보다 크며, 일반적인 생리적 생활을 하는 성인 환자들로부터 영향을 받은 많은 좋은 결과들이 있다. 많은 사람들은 단순히 몇 년간 지속되는 극한의 자세 교정만을 통해 (1주에 2번 자세교정을 위해 지속적으로 예약을 잡는) 좋은 결과를 얻기도 한다.

환자들은 이와 같이 지속적이고 반복적인 교정을 진행하는 동안 좋은 기분을 갖게 된다. 또한, 신체적인 자세교정은 사람들의 일상생활의 일부분에 긍정적으로 비추어지기도 한다는 측면에서도 결과적으로 강조되어야 한다.

어린시기부터 어른이 될 때까지 치료계획을 이행한 환자들도 있는데, 그들은 지속적인 자세교정을 통해 얻게 된 웰빙(치료해서 나아졌다는 의미)이 무엇인지 기억을 하고 있다.

현재, 브레이스를 착용하고 있는 환자(이 방법으로 치료하고 있는 환자가) 가 약 50여명 된다.

Q) 환자와의 상호작용 속에서 당신은 어떤 결과를 보았는가?

내가 보았던 대부분의 환자들은 모든 면에서 긍정적 경과를 경험하였다: 심리적인 면과 생리학적인 면 모두.

분명한건, 모든 경우에 예외가 있다는 것이다. 객관적인 자료와 내가 치료했었던 수천 명의 환자 개개인의 치료계획과 관련된 자료들은 모두 수집되고, 순서대로 정렬되었다(최근에는 디지털화되어 정렬되고 있다). 왜냐하면, 아주 오랜 시간이 지난 후에 많은 연구를 통해 이러한 자료들을 정확한 변수에 따라라 객관적으로 구성되는 과학적 연구를 위해 데이터를 수집하기 때문이다.

가장 처음의 정확한 통계학적 자료는 평균 성공률, 치료확률, 주어진 과업 유기(포기) 또는 개개인별로 주어진 프로그램에 맞는 체육관에서의 인내, 운동 등 믿을 수 없을 정도로 재미있고, 흥미를 유발하는 것이며 치료법을 위해 최적화된 것들이었다.

몇 년 전, 1980년대 초반 처음으로 학술회에 초대되었을 때, "인식 증가, gaining awareness"의 핵심개념을 주장하며 나의 치료법을 주장했던 것을 기억한다.

나의 방법이 다년간의 실험으로 인해 증명되었음에도 불구하고 나는 아직도 내 결과가 우연이 아닌, 확실하고 반복이 가능한 방법이라는 것에 대해서 자신 있게 얘기하기에 어려움을 경험한다. 오늘날 이것은 다수조사와 의료 결과로 부터 나온 통계학적인 데이터로 인해 증명이 되고 있다.

측만증을 일으키는 문제가 근육계라고 생각했던 1970년대에 사용되었던 근육 생체역학 방법과 달리, 나는 Sibila의 직감과 Lyon 방법을 따라 뇌가 모든 것을 관장하고 그리하여 새로운 자세의 정보는 뇌를 통해 습득이 가능하며, 환자 스스로 내재화가 가능하다는 원칙에 근거한 Cortical(대뇌피질) 방법을 사용하였다.

나는 그 기간 동안 매우 꼼꼼하게 노력하였으며, 나의 열정은 이러한 직관대로 나아가는 데에 있어 많은 도움이 되었다. 그래서 나는 일찍이 cortical-type 방식에 대해 이성적으로는 이해하지 못했지만 의식을 찾기 위한 방법을 찾아가고 있었다.

나의 꼼꼼함과 환자들을 다독이고, 나의 손을 통해 환자들의 몸과 자극제에 대한 반응을 "들을 수" 있는 이러한 사실들로 인해, 또한 환자들의 상황을 그들에게 공유했기에, 의도하지 않게 나는 내 동료들보다 좋은 결과를 얻을 수 있었다.

Q) 너의 구체적인 방법이 이것에서 비롯됐나?

그렇다. 나는 이 접근법의 힘을 믿으면서 몇 년 동안 노력했다. 나머지는 내가 철학으로 완전히 공유한 lyon 방법이라는 프랑스 학교의 접근법이다. 프랑스 학교는 치료사의 손과 환자 사이에 신체적 접촉의 필요성 때문에 환자와 치료사 1:1로 척추의 후만화, 측면화 및 역 회전에 집중하는 방법인 체조법을 적용한다.

체육관에서 조사와 실험을 진행하면서 나는 현재까지 내 이름을 붙인 치료 방법을 도입했다. 이 방법은 진실 된 공감의 관계 발전이 작용할 때까지 부분적으로 환자와 치료사 간의 관계를 깊게 만듦으로써 작용한다. 또한 치료법에 대한 환자의 접근 기회를 강하게 제한시키는 일대일 관계에 대한 필요성을 부분적으로 극복함으로써 작용한다. 그리고 부과되는 고가의 가격이 이유이기도 하다.

탄력밴드를 이용한 치료의 방법의 시행과 내 아들 마르코와의 협력으로 인한 지속적인 개선으로, 나는 환자들이 실행되어진 작업에 참여하고 치료 노력의 의지가 실행될 수 있도록 노력해왔다.

현재 우리는 그들 각 개인적인 관계를 유지하면서, 그리고 각 개인적인 약속을 따르면서 10명에서 12명까지 더 많은 환자를 동시에 관리하는 것에 성공했다. 내가 성공할 수 있었다고 믿는 것 중 하나의 요인은 환자에 대한 좋은 심리학적 동기부여와 표준화되지 않은 수정 프로그램의 시행이었다.

나의 환자 개인은 최소한 반년마다 전체 치료 팀에 의해 돌보아진다. 신체운동학적 실험기간중의 진료예약은 계속 반복되고, 진료 시 모든 환자의 데이터는 이전의 데이터들과 비교할 수 있도록 새로 수집된다. 나의 치료방법 중 또 다른 중요한 포인트는 수년에 걸쳐 내가 조직한 전체 치료 팀과 함께 지속적으로 수집된 데이터를 발전시키고 그 결과를 공유하는 것이다. 그리고 이렇게 데이터를 축적하는 것을 케이스 바이 케이스로, 그리고 사람들 개인별로 시행한다.

Q) 당신의 경력 기간 중 무엇이 가장 당신에게 큰 만족감을 주는 요소였는가?

오랜 세월 동안 환자들을 통해 관찰된 결과들 그리고 지속적인 긍정적 결과들이 나에게는 가장 큰 성취이다.

중학교와 고등학교의 선생님들, 그리고 학생들의 인식 역시 나에게 큰 만족감을 주는 중요한 요소들이다. 지금은 밀란의 한 과학 고등학교의 체육교육학 교사가 된 나의 동료 한명이 말하기를 "네가 나를 열정적이게 만들었어(열정의 주사를 내 혈관에 꽂았다고 표현되어 있음). 그리고 난 수년간 그 열정을 이 학교에 쏟아 붓고 있지."

열정을 어린 동료들(다른 학생들)에게 전하는 것은 나에게 만족감을 주는 또 다른 요소이다. 내가 치료한 아이들(몇 년간 내가 치료한 이후에 긍정적인 결과를 얻게 된)의 부모들 중 나에게 감사의 편지를 쓴 사람들도 있었다. 몇몇의 경우에는 가족의 3대에 걸쳐 치료를 받은 경우도 있었다! 자신의 자식들을 나에게 보낸 사람들도 있었고, 몇몇의 개인적으로는 잘 알지 못하는 정형외과 의사들은 자신들의 환자를 나에게 보내기도 했었다(왜냐하면 그들은 나의 치료방법과 결과들을 알고 있었기 때문이지).

Q) 이 분야의 일을 접하게 되는 어린 동료들에게 당신이 가장 바라는 것은 무엇인가?

절대 굴복하지 마라(포기하지 말란 뜻). 항상 열정과 노력으로 자신의 치료법을 따르라. 새로운 방법을 찾는 것, 공부하는 것, 배우는 것을 절대 멈추지 마라.

공부하고 연습하는 것은 나의 개인적, 전문적인 성장을 이루게 한 성장 동력이다.

때때로, 나로부터 배우기 위해 왔었던 어린 사람들로부터 나도 배울 점을 얻은 적이 있다.

예를 들어, 내가 기억하는 한 어린 공동연구자는 현장에서의 경험을 위해 미국에서 왔었다. 이때가 70년대 후반~80년대 초반이었다. 그녀는 그녀의 에어로빅의 방법에 사용하던 탄력밴드를 가져왔다. 그녀가 어떻게 그 탄력밴드를 사용하는지 본 후, 나는 그것이 당시에 내가 연구하던 치료방법(탄력밴드를 사용한 특발성 척추측만증의 치료법)을 위한 운동요법에 쓰일 수 있겠다는 직감을 얻었다.

Q) 당신의 연구법과 트레이드마크는 각각 Rovatti Method, Rovatti Plan®이라고 불리고 있다. 당신의 전문적인 활동, 연구, 치료법들은 당신의 삶에 얼마나 많은 영향을 끼쳤는가?

아주 많은 영향을 끼쳤다. 이제는 나의 전문성이 내 일임으로 대신되고 있는 것을 보면 큰 영향을 미친 것 같다. 그러나 나는 나의 연구를 위해서 개인적으로나 우리 가족의 삶을 절대 희생시키지는 않았다. 내 가족은 언제나 가능한 최대로 나의 연구와 성장을 지원해주었다. 내 자식인 Marco와 Francesca도 결국 나를 지원해주었다. 내 아들인 Marco는 지금 아주 대단한 공동연구자이다. 그러나 오늘날 나의 열정을 함께 공유하고, 내 생각을 발전시켜 연구하도록 돕는 우리가족들은 더 있다. (아들뿐만 아니라 많은 가족들이 나를 도와준다) 가족의 힘은 내게 매우 중요하다.

가족들뿐만 아니라, 나와 아주 긴밀히 맺어진 가까운 그룹을 말할 수 있겠다. 오늘날 Rovatti Plan에는 수많은 공동연구자들이 있다. 우리는 물리치료 부서를 강화시켰고 움직임과 재활과 관련된 수많은 연구 분야들을 발전시켰다.(기형교정 전문가들, 물리치료사들) 오늘날, 우리는 특수화된 2곳의 Rovatti Plan® 운동센터에 4개의 치료센터를 갖고 있다.

Q) 이 책을 지금은 왜 당신만 출판하고 있는가? 누구를 위한 것인가?

내 가족들과 훌륭한 동료연구자들의 도움 덕분이다. 나는 이 책이 20여 년간 꿈이었던 새로운 프로젝트(기존의 보수적인 치료법과 운동요법들을 넘어서는 새로운 나의 치료법과 연구법을 널리 발전시키는)를 위한 길이 되기를 희망한다. 나는 수년간 이 방법을 회의들과 세미나에서 발표하고 전문적인 기관에서 가르치고 있다. (예로, 대학교와 Professor Bene-detto Toso 교수의 Back School 과정들)

요즘 나는 우리 분야에서 일하는 사람들을 위해 경험들을 모은 책을 쓰고 있다. 나에게 충분한 만족감을 주고 많은 사람들에게 유용한 이 방법을 가능한 한 널리 알려지고 더 널리 확산되게 하고 싶다. 나는 이것이 공유될 뿐만 아니라, 젊은 동료들이 이 방향으로 지속적으로 연구해 나아가기를 바란다.